精准饮食抗癌智慧

畅销书《癌症只是慢性病：何裕民教授抗癌新视
《生了癌，怎么吃：何裕民教授饮食抗癌新视点
著者最新力作

生了胆道癌，
怎么吃

主　审：何裕民
主　编：孙丽红　王　秀
副主编：孟宪宗　陈　蓓
编　委：胡英豪　程　涛　徐　婕

C'S K 湖南科学技术出版社·长沙

图书在版编目（CIP）数据

精准饮食抗癌智慧：生了胆道癌，怎么吃 / 孙丽红，王秀主编. — 长沙：湖南科学技术出版社，2024.5
ISBN 978-7-5710-2910-4

Ⅰ．①生… Ⅱ．①孙… ②王… Ⅲ．①胆管肿瘤－食物疗法 Ⅳ．①R247.1

中国国家版本馆 CIP 数据核字（2024）第 098181 号

SHENGLE DANDAO'AI,ZENME CHI

生了胆道癌，怎么吃

主　　审：何裕民
主　　编：孙丽红　王　秀
出 版 人：潘晓山
策划编辑：梅志洁
责任编辑：白汀竹
出版发行：湖南科学技术出版社
社　　址：长沙市芙蓉中路一段 416 号泊富国际金融中心
网　　址：http://www.hnstp.com
湖南科学技术出版社天猫旗舰店网址：
　　　　　http://hnkjcbs.tmall.com
邮购联系：0731 84375808
印　　刷：长沙市宏发印刷有限公司
　　　　　（印装质量问题请直接与本厂联系）
厂　　址：长沙市开福区捞刀河大星村 343 号
邮　　编：410153
版　　次：2024 年 5 月第 1 版
印　　次：2024 年 5 月第 1 次印刷
开　　本：880mm×1230mm　1/32
印　　张：5.5
字　　数：116 千字
书　　号：ISBN 978-7-5710-2910-4
定　　价：38.00 元

序

　　孙丽红与王秀两位教授主编的《生了胆道癌，怎么吃》问世了，填补了国内一大空白，很是高兴，欣然作序，以示祝贺。

（一）

　　该书主编之一的孙丽红教授，是笔者世纪之交前后指导的在职博士。她从医科大学医疗系毕业后，在上海中医药大学从事与饮食健康相关的教学工作，醉心于癌症与饮食关系的深入研究，所做的博士课题是常见癌种与吃的关系。当时，对此类话题感兴趣者很少。博士期间她开创性地进行了实证性的调查研究，得出了令人瞩目的结论，可指导大众从治疗走向康复。她博士毕业后便一直在从事营养学教研工作，同时在全国各地奔走，研究、讲学及科普饮食抗癌知识，希望通过饮食调控来帮助百姓防范肿瘤，远离癌症，更好地康复。她的实证性研究弥补了国内相关研究的空白，故多年来一直是该领域的佼佼者、引领者及影响广泛的倡导者，特别是她还致力于现代媒体（包括各地电视台等）的科普宣传，让普罗大众知晓相关知识的同时，也使她成了该领域很有影响力的"网红"。

王秀教授也是我的早期博士研究生，她认真细腻而且好钻研，特别执着于临床妇科疾病的诊疗。毕业后一直在皖南医学院从事教学和临床诊疗工作，不仅教学经验丰富，早已晋升为教授；且临诊行医二十余年，阅诊患者无数，患者口碑甚佳，求诊者甚多，常常门诊一号难求。她与师妹孙丽红教授合作，共同主编了《生了胆道癌，怎么吃》，可以说是营养学与临床医疗双界专家的珠联璧合，呼应匹配，确实可为诸多胆囊癌、胆管癌患者提供明确的饮食及康复指导。

（二）

胆囊癌、胆管癌是临床并不少见的癌症。尽管我们的统计仅接近 600 例，在我们门诊 5 万多例患者中只占 1.43%（见正文第 007 页图 3）。但实际上有很多早先的胆囊癌、胆管癌患者没有被统计在内（我们的临床统计始自 2009 年）。非常遗憾的是，尽管此类癌症临床并不少见，却常常易被忽视，最终导致胆囊癌、胆管癌的高发。如美国《癌症》杂志公布的《2017 年全球疾病负担研究》显示，近 30 年来，全球胆囊癌和胆管癌发病率都大幅度上升。如 1990—2017 年期间，全球胆囊癌和胆管癌的发生率暴增了 76%，死亡率飙升了 65%。

就我国情况而言，虽总体发病率并不算很高，但上升势头明显，胆囊癌和胆管癌的发病率 30 年上升了 84%，死亡率也呈现快速上升态势。有关数据表明：我国胆囊癌的发病率为（3.8～4)/10 万，胆管癌的发病率约为 3/10 万；仅就胆囊癌而言，我国每年每 10 万人中约有 2.86 人死于此癌；从性别来看，女性比男性高发；从生活环境来看，城市比农村发病率高。仅以上海为例，胆囊癌发病率为 7.8/10 万，似乎发病趋势更为明显。

而且，更棘手的问题在于，胆囊癌、胆管癌具有难以发现、难以治疗、高复发率、低生存率等特点。原因在于：①胆囊癌、胆管癌早期症状普遍不典型。通常出现食欲不振、消瘦、黄疸、腹痛、发热、二便异常等症状时都已属中晚期了，因此整体预后较差。胆囊癌五年存活率仅为 5%～15%，胆管癌则不足 10%。②早期往往易被误诊为胃痛、胆道炎症等；一旦确诊，手术机会大多缺失。③具有特殊的生物学特点。胆道系统的精密程度不亚于脑神经系统，胆内癌细胞具有多种生长和转移方式，可以沿着丰富的神经丛向多个方向扩散传播，甚至跳跃式传播，给治疗带来很大的难度。④外科治疗长期效果有限。虽根治性手术是目前最理想的方法，但对中晚期患者而言，单纯切除胆囊远远不够，还需对周边的肝脏组织、淋巴结，以及肝、胰、十二指肠等器官一起加以清理，这会带来很大的术后并发症和手术死亡风险。⑤胆囊癌、胆管癌大多对化疗极不敏感，各种方案都没有太大反应，损伤却不小；且胆囊癌、胆管癌的放疗难度很大，因为它往往是沿胆管或在胆囊内分布的，一般放疗不仅杀不了肿瘤，且会破坏胆管胆囊等，引起严重副作用，故常规西医疗法对胆囊癌、胆管癌常捉襟见肘，不能解决问题。⑥新近走红的免疫疗法和靶向治疗等，对胆囊癌、胆管癌也常效果有限；往往没有针对性靶点和可靠的疗效。⑦胆囊癌、胆管癌的复发率很高，且往往受饮食和情绪影响很大；饮食不当很可能会导致胃脘不舒服，多次不舒服后，很可能是癌症复发了。故胆囊癌、胆管癌的中西医结合治疗和综合调整非常关键，常是能否长期康复的核心。在这一背景下，孙丽红与王秀两位教授主编的《生了胆道癌，怎么吃》就有着特殊的现实意义，它能给快速上升的胆囊癌、胆管癌患者一份明确的康复指南和预防手册，相信能填补国内这方面空白，有助于大众更好地应对胆道疾病及肿瘤问题。

（三）

胆囊癌、胆管癌的发病率男女有别。胆囊癌的发病率女性明显高于男性，胆管癌的发病率则男性明显高于女性。对此，书中有详细介绍（见正文第 004 页）。其实，这涉及两者的起因（危险因素）不一样，同样是胆系肿瘤，男性往往因为抽烟、喝酒，或因饮食不当、过食油腻，也可能伴有压力因素等；女性则大多因为情绪和应对方式，如焦虑、烦躁、爱操心、爱管事等。她们往往有着较为漫长的胆系炎症及其后遗症病史，如胆囊炎、胆结石、陶瓷样胆囊、胆壁毛糙等；且往往二三十岁初起即有问题，一般不当一回事；偶尔发作，治疗一下病症消失了；但反复炎症，持续发作及发展，可以酿生病变；以致发展成癌症等。因此，两者（男女）对胆囊癌、胆管癌的预防和应对措施不完全一样。

例如，女性如有胆囊炎史，30 岁后常出现症状，就应该考虑利胆，利胆可以用中成药等，有很多成熟的中成药可帮助利胆。但与此同时，一定要控制情绪，前提是自我减压，减少烦恼（其实就是疏肝）；同时保持大便通畅，尽可能减少油腻食物的摄入。控制饮食多数人能做到，因为一不小心，饮食不当就会诱发疼痛发作。但减压、不烦恼，很多人做不到。从中医学看来，胆汁是肝脏分泌的（现代研究也证实了这点）。压力重，好烦恼者，肝脏分泌胆汁的理化成分会改变；在综合因素叠加下，胆道炎症（包括结石、陶瓷样胆囊、胆壁毛糙等）将"如约而至"。临床观察表明：中国中年女性中，50％以上的女性存在着不同类型的胆囊炎症，尤其是在城市职业女性中。一般性的胆囊炎症也许问题不大，严密观察即可。但如反复发作，就要及时治疗，必要时手术切除。否则，让其持续20～30年，延续到60岁后，就很危险。因为慢性炎症迁延多年，很可能就发展成胆囊癌、胆管癌。而对于晚期胆囊癌、胆管癌患者来说，即使手术，成功率也不高。因此，40岁以上的、患有慢性胆道炎症且反复发作的女性，有必要及早择期做手术，争取主动。

须知，对女性胆囊癌、胆管癌的防范来说，控制炎症、控制烦恼、减轻压力、控制摄入油腻食物等都是非常关键的，且是终身之要务。要早点干预，持续注意，综合管控，才能使长期效果更好。不然，即使手术了，仍旧会出现问题。因为即使胆囊切除了，但胆管是不可能全部切除的。因此，隐患依然存在。总之，对女性胆系肿瘤来说，即使手术了，也要减少压力，控制情绪，改善睡眠，饮食控油，且需长期坚持。

笔者有一个印象深刻的案例，一直在脑海中盘旋徘徊。在2007年前后，有个姓朱的上海市某技校老师，66岁，患反复发作的胆囊炎，剧烈疼痛，有多发结石，被怀疑为胆囊癌，然后在某大医院进行手术探查。一开腹就马上关起来了，因为整个粘连得厉害，根本没法剥离，已没法手术切除。病理确诊为胆囊腺癌。全家都担心、着急，因为当时患者很瘦，而且一直吃素，身体素质差，经受不了化疗等。家属急中生智，告诉她只是胆囊炎，已做完手术了，无须其他治疗（指化疗等）。并第一时间找到笔者，希望笔者给予患者中医药综合调治。因患者本人不知道是胆囊癌，故从容地接受了中医药调治，希望笔者能够帮助控制一下。笔者则将计就计，强调要少管事，减少烦恼，减轻压力，控制饮食，特别注意别吃太油腻……患者完全应允了。没用任何化疗措施，就以纯中医药保守治疗，加生活方式调整，从 2007 年起，一直到 2012 年末，她情况一直有改善，控制良好。2013 年春天，患者去农贸市场买了豆腐来煮，结果全家吃了拉肚子，确诊为食物中毒，怀疑是制作豆腐的水源不干净。在医院救治时，年轻医生随口说了一句："你是胆囊癌患者，怎么会这么不注意吃呢？会到农贸市场买豆腐？……"患者原本并不知道自己患的是胆囊癌，尽管偶尔会有点不舒服，但总认为是胆囊炎，难免的……获悉真实情况后，情绪骤然崩溃……就这么一句话，令其情况急转直下，再也没有起色。总认为自己没救了，一个多月竟撒手人寰。其实，她最终是死于"心理休克"。由此可见，情绪因素对女性胆管肿瘤等难治性癌症来说非常关键。

笔者有个典型的胆管癌案例值得一提，此人姓任，浙江慈溪人，在家族企业做市场销售，原来负责东北大区的总销售。2006 年秋来找笔者时 36 岁，他是因为与客户应酬喝酒过度后剧烈疼痛，旋即出现黄疸，赶来上海东方肝胆医院急诊，发现急性阻塞性黄疸，做了减压术、改道术，手术后病理提示为胆管腺癌，分化程度差，已没法进一步手术切除了；医生委婉地告诉他，你没有针对性药物，化放疗意义都不大；戒烟戒酒，控制饮食，找个好中医进行中药调理，听天由命吧！而且明确告诉他，不能再应酬了。他多方打听后找到了笔者。因为网上查到了自己此病的五年生存率充其量只有 5%～10%，预后很差，于是灰心丧气，情绪极差。他好歹算是笔者的小老乡，才三十多岁，正当最佳年龄段。治癌先救心。好在笔者临床上实施的是圆桌诊疗，他候诊时耳濡目染了很多老患者，都是难治性癌症，效果大都不错；一番交流后，他有了点信心。于是，笔者给他提出几个要求：①建议他暂时把工作放一放，不妨到处游山玩水，既调整情绪，又改善性情，且可强壮体质（潜意识中笔者还希望借此让他忘却疾病的阴影）；②减少应酬，戒烟戒酒，饮食改变是重点，不妨多吃点蔬菜水果；③好好加强锻炼；④认真做好中医药调理。化放疗均不考虑，当时尚无成熟的靶药及免疫疗法等。因慈溪到上海市区自驾车很方便，他初期一两个月来一次，几年后三四个月来一次。大约 4 年后，查体一切无恙，体质恢复很好，他提出还想参加工作，那些老同事都希望他重新工作。笔者仔细检查了他历年的结果，一次比一次好，觉得可胜任半天工作。于是约法三章：①不能太累，一有不适，旋即休息；②尽可能减少高脂饮食及应酬等；③烟酒不准沾。他听从建议，且严格执行。此后，找笔者的时间间隔逐渐拉长，半年到一年找笔者一次。疫情期间 3 年没再来找过笔者。最近，他又来找笔者了，但主要不是因为他自己的问题，他已治疗整整 17 年，生活工作完全恢复正常。此次找笔者是因为他外甥女刚确诊为脑胶质瘤，来咨询笔者的诊疗意见及建议。而他自己已年届 50 岁了，精神抖擞，一切都好，已停中医药五六年了，但新生活方式仍然坚持着，顺便来找笔者，号号脉，听听新的建议。可以说，任先生创造了奇迹，成功康复了。这，可引为借鉴。

此外，像胆管癌、胆囊癌还有个治疗措施很值得重视，就是经常晒太阳。我们有个患者是黑龙江哈尔滨人，刘姓，生性谨慎，爱生闷气，以前就常有胆囊炎发作及胃痛等，2009年12月确诊为胆源性胰腺癌，实际上她的类型很可能是胆管腺癌来源的（没法做病理），既没法手术，也没法化放疗，且人特别消瘦，而且前胸后背疼痛，只能用中医药调整。她身高1.70米，体重最轻时才约70斤。针对这个患者，我们用中医药内服外敷，并建议她冬天多晒晒太阳，一定管控情绪，少管闲事，注意饮食，她十分听从，整个冬天夫妻俩就在海南待着。第一年没看出新的问题来，只是体重不再下降；第二年也没什么新的变化，只是疼痛有所缓解，长了点体重，指标有所下降。到2013年六七月份，再复诊来找笔者时，她体重恢复到了120斤，指标基本正常了，就是晒得黑黝黝的，却很是精神，没有任何不舒服。这，也是值得效仿的案例。

总之，对于胆囊癌、胆管癌患者来说，注意优化饮食，调控情绪，控制炎症，减轻压力，减少烦恼，包括戒烟禁酒、晒晒太阳等，往往都是十分重要，有助康复的。而本书对胆道炎症及肿瘤患者如何针对性地管控饮食，调整生活方式，且根据不同时段及特点等，提出了有根有据的具体方案，相信对所有胆囊癌、胆管癌患者来说，绝对是开卷有益，不妨学习参照，加以实施。

推而广之，本书对所有胆道疾病，包括胆囊炎、胆管炎、胆结石、胆壁增厚、陶瓷样胆囊、胆壁毛糙及各类胆囊/胆管/

胆道疾病等的管控及防范其发展成癌症，阅读后都会有所获益。总之，胆道疾病患者的饮食及生活方式调整，都可从本书获益。需要强调的是，此类疾病患者饮食调整等各种措施都需从平素做起，融入日常生活之中，包括调控情绪、减轻压力、减少烦恼、戒烟禁酒等，唯有这样，才能获得持久之功效。

有鉴于此，欣然写上几句，以为本书之序！

上海中医药大学教授、博士生导师

中华医学会心身医学分会前任会长　何裕民

中国健诺思医学研究院创始人

2023 年 10 月 28 日

前言

　　本书两位主编都师从于上海中医药大学博士生导师何裕民教授，孙丽红老师在本世纪之初便在何裕民教授（即本书的主审）的指导下，进行了数千例癌症与饮食关系的研究，得出了很多有意义的结论。先后在全国多家电视台讲解肿瘤的科学饮食，深受大众欢迎。孙丽红老师于 2012 年 6 月出版发行了《生了癌，怎么吃：何裕民教授饮食抗癌新视点》（主审：何裕民教授），并于 2016 年修订出版了第二版，充实了许多新的观点、数据、资料和实例。王秀老师一直致力于饮食因素对疾病的影响研究，出版发行了《男科药物与食疗》《高血压倾向与高血压防治/抗病自助丛书》等书，开展了饮食因素对癌症防治的实验研究，与前期调研结果相互印证。

　　《生了癌，怎么吃：何裕民教授饮食抗癌新视点》自出版发行以来，广受好评，发行量屡创新高。此书先后被中国书刊发行业协会评为"2012—2013 年度全行业优秀畅销书"，被中国图书商报评为"2012 年度畅销书"，荣获出版商务周报评定的 2012 年风云图书"年度风云生活书提名奖"。这些都确立了此书在中国民众饮食防控癌症中的历史性地位，很大程度上对推广肿瘤科学饮食、中医食疗药膳文化等，起到了积极的作用。

近年来，胆道疾病，特别是胆囊癌、胆管癌的发病率不断升高，了解胆囊癌、胆管癌并积极加以防范，就显得很重要。世界各地的流行病学研究显示，饮食因素与胆囊癌、胆管癌的发生有关。膳食因素对癌症的影响是一把"双刃剑"，不健康的饮食可能导致胆道肿瘤的发生，相反健康均衡的饮食则可以"吃掉"胆道肿瘤。临床中很多患者不知该怎么吃，往往病急乱投食，由此而引发的悲剧不在少数。因此，患者及家属急需得到科学、权威、实用且针对性强的饮食指导。

为了能够细化不同肿瘤患者的合理饮食，给患者更加针对性的饮食指导，帮助患者提高生活质量和临床疗效，我们在《生了癌，怎么吃：何裕民教授饮食抗癌新视点》的基础上，针对胆道癌（胆囊癌、胆管癌）患者推出个性化的精准营养方案和饮食指导，使得患者能更加详细地了解胆囊癌、胆管癌的饮食原则和食疗方法等。

本书从带领读者了解胆囊和胆管的位置及作用开始，指出胆囊癌和胆管癌的主要症状及相关检查，并详细阐述两者的发病因素，以警示人们加强防范。在膳食因素的分析方面，从吃出胆囊癌、胆管癌和吃掉胆囊癌、胆管癌的正反两方面，详细分析了胆道肿瘤与饮食的关系。同时通过辨证施膳提出了本病不同证型的膳食调理方法，并对本病出现的不同症状，如黄疸、疼痛、食欲不振、腹水等，提出了膳食建议。推荐了实操性强、实用的食疗方，便于患者采纳。针对本病，本书提出了不同治疗时期如手术期、化疗期、放疗期等的精准饮食，教你如何选择流质饮食、半流质饮食和术后饮食等。最后通过作者临床诊治的经验，提出患者常见的饮食疑问和误区，如不吃早餐，小心胆囊癌；辛辣食物可以吃吗？管住嘴，谨防消化道梗阻等，在传递丰富新知的同时，纠正且深化了人们对胆系肿瘤与饮食的全新认识。

本书是继何裕民教授的《癌症只是慢性病：何裕民教授抗癌新视点》和孙丽红的《生了癌，怎么吃：何裕民教授饮食抗癌新视点》后的最新力作，书中结合了何裕民教授和笔者大量的临床真实案例，通过个性化、实操性强的饮食方案，详细告诉患者生了胆囊癌、胆管癌后，到底该怎么吃。在改善营养状况的同时，帮助患者提高临床治疗效果，延长生存期。相信本书能给广大胆道肿瘤患者在饮食等方面提供科学的指导，从而帮助患者早日康复。

本书的完成，很大程度上得益于广大患者的支持！在此，向所有的胆囊癌、胆管癌患者和广大读者表示衷心的感谢！感谢何裕民教授在本书编写过程中给予的大力支持和悉心指导！感谢在本书编写过程中给予帮助的各位朋友！

孙丽红　王　秀

目 录

七 患者饮食误区解析 / 136

胆囊癌、胆管癌：近几年发病率不断升高

胆道系统主要包括胆囊、肝总管和胆总管。胆囊是人体重要的消化器官之一，别看胆囊小小一枚，但在人体消化食物的过程中发挥着重要作用。相较于肺癌、胃癌等常见肿瘤，胆囊癌、胆管癌并不为大众所熟悉，也未引起大家的重视。但近年来，胆囊癌、胆管癌的发病率不断升高，因此，了解胆囊癌、胆管癌并积极加以防范，就显得很重要。

带你了解胆囊、胆管

胆囊是储存和浓缩胆汁的囊性器官，位于肝脏下面的胆囊窝内，通过疏松结缔组织和肝相连。胆管包括肝内胆管和肝外胆管，其中肝内胆管源自毛细胆管，其走向基本与肝内的肝动脉、门静脉及其各级分支大体一致，肝外胆管主要指的是胆囊管，由胆囊颈延伸而成，是一个长 2～3 厘米、直径 0.2～0.4 厘米的细长小管。胆囊管与肝总管汇合，延续为胆总管，再往下行，和胰管相连，并入十二指肠。所以说大大的肝脏和小小

的胆囊之间通过细长的胆管联系在一起，由胆管将肝脏分泌的胆汁输送到胆囊和十二指肠。

胆囊除了可以浓缩、储存和排出胆汁外，还具有分泌的功能。胆囊内附着的黏膜可以分泌一些黏液性物质，这些黏液性物质具有润滑和保护胆囊黏膜的作用。胆囊切除后，我们的胆总管就会出现代偿性扩大，管壁也会随之增厚，黏膜腺体也会肥厚增多，在一定程度上代替胆囊在体内发挥的作用。胆管分泌的黏液参与胆汁的形成，胆管还肩负着运输胆汁的责任，把肝脏分泌的胆汁输送到胆囊和十二指肠，是胆汁在体内运行的"通道"（图1）。

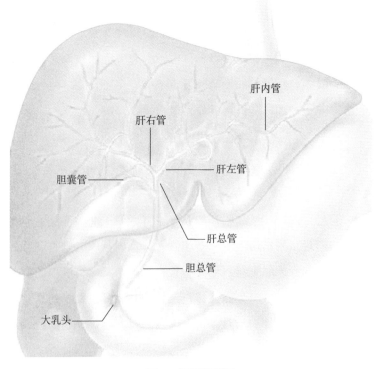

图 1　肝胆解剖图

胆囊癌、胆管癌知多少

胆囊癌是怎么产生的？胆囊癌患者有哪些症状？胆囊癌的发生和胆结石、胆囊炎有什么关系？胆管癌是不是由于胆结石梗阻在胆管导致的？……关于胆囊癌、胆管癌，大家一定有很多的疑问，我们首先给大家讲一讲胆囊癌、胆管癌的发病情况。

胆囊癌、胆管癌是起源于胆囊和胆管上皮的恶性肿瘤，其起病隐匿、恶性程度高、进展迅速、预后差。胆道系统肿瘤中最常见的就是胆囊癌和胆管癌，其中胆囊癌指发生于胆囊（包括胆囊底部、体部、颈部及胆囊管）的恶性肿瘤，是胆道系统最常见的恶性肿瘤，其发病率占同期胆道疾病的 $0.4\%\sim$ 3.8%，占胆道系统肿瘤的 $80\%\sim95\%$，在整个消化系统恶性肿瘤中排第 6 位，好发于 60 岁以上女性。

胆管癌则是起源于胆管上皮细胞的恶性肿瘤，根据病变发生部位分为肝内胆管癌和肝外胆管癌，两者发病数约为 1∶3，其中肝内胆管癌是仅次于原发性肝细胞癌的肝脏第二大肿瘤，多好发于 50～70 岁男性。

两种疾病恶性度都很高，隐匿性很强，发病无特异性症状，多数发现时已为晚期，错过了最佳手术治疗时间，因此被称为肿瘤界的"无声杀手"，患者 5 年总体生存率均仅为 5%。

胆囊癌、胆管癌发病率攀升

2020 年全球癌症统计数据显示，全球胆囊癌新发 115 949 例，其中男性 41 062 例，女性 74 887 例；死亡 84 695 例，其中男性 30 265 例，女性 54 430 例，均居消化系统肿瘤第 6 位（图 2）。2020 年我国胆囊癌新发数量为 28 923 例，占全球的 24.9%，其中，中晚期占比高达 80%。全国大约每 10 万人中就有 6.8 人患胆囊癌，疾病进展异常凶险。值得注意的是，全

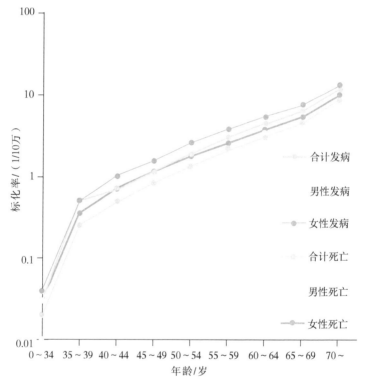

图 2 2020 年全球胆囊癌患者不同年龄及性别发病、死亡情况

数据来源：单天昊，安澜，徐梦圆，等. 2020 年全球肝癌和胆囊癌发病死亡分析 [J]. 肝癌电子杂志，2022，9（4）：46‐51.

球胆囊癌患者的 5 年生存率仅为 5％，中位生存时间只有 6 个月。也就是说，一个进展期的胆囊癌患者从确诊到最后死亡，活过 5 年的可谓是寥寥无几，多数患者 1 年后就会出现不同程度的复发转移。

根据中国胆囊癌研究小组（CRGGC）建立的中国胆囊癌多中心回顾性临床资料数据库中 42 家医院收治 2010—2017 年的 6 159 例胆囊癌患者的临床流行病学特征、诊断、治疗与预后情况的调查显示，就地域分布而言，34.973％的患者来自中部地区，11.447％的患者来自东北地区，31.969％的患者来自东部地区，21.611％的患者来自西部地区。2010—2017 年间，6 159 例患者在 42 所医院的年均诊断与治疗数为（18.3±4.5）例，且呈逐年升高趋势，也就意味着胆囊癌的发病率呈逐年上升趋势。

胆管癌是来源于胆管上皮细胞的常见肿瘤，在所有原发性肝脏恶性肿瘤中占比 10％～20％。近 20 年，胆管癌的发病率和死亡率在世界范围内都呈上升趋势，且该病尤其"偏爱"亚洲人。据报道，胆管癌高发区的日本男性患者死亡率已由 1972 年的 3.3/10 万升至 1992 年的 5.3/10 万，女性由 3.5/10 万升至 5.3/10 万；瑞典、芬兰、意大利等国家的死亡率亦有所升高。

在世界范围内，我国也是胆管癌发病人数最高的几个国家之一。据《2018 中国癌症报告》的统计数据显示，我国消化道肿瘤占全部癌症发病率的 43.3％，其中胆管癌的占比为 3％，每年约有 4 万人确诊胆管癌。

不仅如此，胆管癌也是恶性程度很高的肿瘤，到底有多凶险？

2022 年 4 月 17 日，北京某生物公司高级经理曹博士因癌症医治无效离世。曹博士毕业后一直从事疾病防控工作。2022 年 3 月，他因身体出现不适就医，没想到竟确诊为胆管癌晚期，并伴多发转移，错失最佳治疗机会，并于 4 月 17 日与世长辞。从确诊到离世，仅仅一个月，年仅 45 岁。

这些让人触目惊心的数字和报道却丝毫没有引起人们的重视。因为从总体而言，胆囊癌和胆管癌的发病数与其他肿瘤相比仍属少数，而且对于引起胆囊癌和胆管癌的重要危险因素——胆石症、胆囊息肉的发病，只要不影响患者的正常生活，大家一般都会听之任之，甚至几十年都不做任何处理，觉得这根本不算什么病，从而在很大程度上给胆系肿瘤的发生提供了一定的生存空间！

上海中医药大学博士生导师何裕民教授长期在上海民生中医门诊部从事肿瘤防治工作，2013—2022 年接受癌症患者求治近 4 万例，其中胆囊癌和胆管癌患者共计 572 例，约占总癌症患者人数的 1.43%（图 3）。何裕民教授的门诊经常发现胆囊癌患者都是在胆石症或者胆囊息肉手术后接到病理报告单时，才惊知自己得了肿瘤，且都已经错过了最佳的治疗时机，预后非常不好！近年来的数据表明，胆囊癌和胆管癌的发病数量剧增和低龄化趋势愈加明显！

随着胆囊癌和胆管癌发病比例的增高及发病年龄低龄化的趋势，越来越多的研究人员将注意力集中到胆囊癌、胆管癌的发病因素上来，以期从源头上对其发病进行研究，降低发病

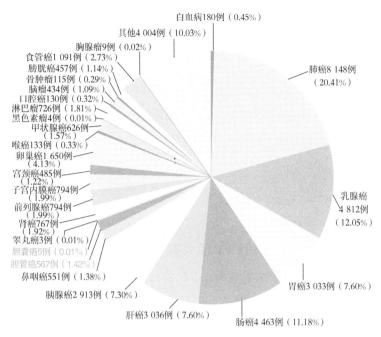

图3　2013—2022年上海民生中医门诊部癌症患者病例分布情况

率。何裕民教授的门诊中，只要遇到胆石症、胆囊息肉的患者，何裕民教授都会叮嘱患者做好定期监测，密切关注结石和息肉的大小，如果短时间内出现急剧增大，或者患病超过一定年限，一定要及时处理！

胆囊癌、胆管癌的危险因素

提到扁鹊，大家都为其"起死回生"的医术所折服，然而扁鹊却不是家族中医术最高的那位，下面我们且听听扁鹊自己是怎么说的。

魏文王曾经问名医扁鹊："你家兄弟三人，都精于医术，到底哪一位最好呢？"

扁鹊答："长兄最佳，中兄次之，我最差。"

文王再问："那为什么你最出名呢？"

扁鹊答："长兄治病，于病情发作之前，一般人不知道他事先能铲除病因，所以他的名气无法传出去；中兄治病，于病情初起时，一般人以为他只能治轻微的小病，所以他的名气只及本乡；而我是治病于病情严重之时，一般人都看到我下针放血、用药敷药，都以为我医术高明，因此名气响遍全国。"

这就是著名的中医学四大典籍之一《黄帝内经》中提出的"上医治未病，中医治欲病，下医治已病"，也就是说其实医术最高明的医生并不是擅长治病的人，而是能够预防疾病的人，这就是防重于治！因此，了解胆囊癌、胆管癌发生的危险因素，有助于我们有效地预防其发生。

胆道慢性疾病是诱因

胆道疾病是胆囊癌、胆管癌发病的高危因素，如胆石症、慢性胆囊炎、胆总管囊肿、陶瓷样胆囊、胆囊息肉、胰胆管反流、节段性腺肌瘤、黄色肉芽肿性胆囊炎及慢性胆道细菌性感染（如幽门螺杆菌、伤寒菌感染）等都与胆囊癌的发生发展有关。有数据统计发现 53.8% 的胆囊结石患者在接受胆石症手术时被发现是胆囊癌，胆囊息肉有 3%～8% 的恶性肿瘤风险。所以，我们一定不能忽视胆系慢性疾病，一旦发现，必须去肝胆外科进行诊治，并遵医嘱做好定期随访。

1. 胆道慢性炎症：胆囊癌、胆管癌的主因

炎症与癌症的发生和进展密切相关，肿瘤外源性炎症由细

菌、病毒感染等多种因素引起，可增加癌症发生风险。

慢性胆囊炎指胆囊的慢性炎症性病变，是胆囊持续的、反复发作的炎症过程，其中 85%～95% 为慢性结石性胆囊炎，少数为非结石性胆囊炎，如伤寒带菌者。得了慢性胆囊炎，最常见的表现是右上腹部或心窝部隐痛，食后饱胀不适，嗳气，进食油腻食物后会有恶心、呕吐等感觉。也有某些老年人患病，可无临床症状，称为无症状性胆囊炎。胆囊炎与胆囊结石之间互为因果、互相促进，而胆囊结石也一直被认为是胆囊癌发生的重要影响因素。此外，幽门螺杆菌感染与胆囊癌有关，某些致病菌也参与了胆囊癌的发生发展。另外，肿瘤局部微环境中存在许多炎性细胞（肿瘤浸润细胞），在胆囊癌发生发展中亦可能发挥不可忽视的作用。

原发性硬化性胆管炎是一种以肝内和肝外胆管炎症和纤维化为特征的慢性胆汁淤积性疾病，研究表明，此类患者发生胆囊癌的风险明显增高。原发性硬化性胆管炎患者发生胆囊癌的风险是普通人群的 7 倍，合并局灶性胆囊息肉者风险更高。一项发表在国际医学期刊《肝病学杂志》上的研究表明：在原发性硬化性胆管炎患者中发现 6.3% 有胆囊肿块，其中 55.6% 为胆囊癌，并发胆囊息肉的原发性硬化性胆管炎患者胆囊癌发生率高达 22%。

一直以来对于胆囊、胆管慢性炎症，无论有无症状，临床上都存在"激进"与"保守"两个极端。前者夸大胆囊癌变的风险；后者觉得没什么关系，难免存在侥幸心理。我们必须认识到胆囊、胆管慢性炎症是胆囊癌的高危因素，胆囊、胆管慢性炎症及相关因素（如幽门螺杆菌感染、伤寒菌感染、肥胖、糖尿病、代谢异常等）会增加胆囊癌变的风险！胆囊慢性炎症伴有黏膜腺体内的不均匀钙化、点状钙化或多个细小钙化，被认为是癌前病变，体检时如果发现上述情况，务必提高警惕，进行进一步检查！

2. 胆结石，有时也致命

胆结石，又称为胆石症、胆石病，顾名思义就是胆囊或者胆管里面生了"石头"。虽然名称叫作胆结石，但是这个胆结石并不是真正的石头，只不过是形状跟石头相似罢了。胆结石是胆管内胆汁的某些成分（胆固醇、胆色素、钙、黏液物质等）在各种因素作用下，析出、凝聚成石。按结石成分不同有胆固醇结石、胆色素结石及混合性结石，可发生于胆囊、肝内胆管、胆总管等部位。

胆囊癌患者中胆结石者比例高。目前我国人群中胆结石的发病率可达 7%～10%，随着国人生活水平的提高，膳食结构的改变，胆结石（尤其是胆固醇结石）发病率居高不下，甚至有的家庭一家人陆续患上胆石症的！我国胆囊结石的发病率为10%，胆石症的收治率占到普通外科手术的 11.5%。

有很多人认为，胆结石是常见病，没啥大不了。其实，同样是胆结石，有的人终身没出大问题，但有人却因结石嵌顿引起胆囊穿孔、继发性胆管结石、化脓性胆管炎、重症胰腺炎，甚至发展为胆道恶性肿瘤等，危及生命。

一般情况下，胆囊结石没有什么症状，但是如果结石长期、反复刺激胆囊壁或结石导致胆囊管梗阻，就可能导致胆囊炎。胆结石对胆囊壁可能会存在一个慢性的刺激，还可能引发胆囊癌。专家指出 90% 的胆囊癌患者与胆囊结石关系密切，胆囊结石≥2.5厘米，年龄＞60岁，女性肥胖、胆囊壁增厚，胆囊癌病变的比例非常高。特别是长期胆结石患者"隐性结石"5～20年后，发生胆囊癌者占3.3%～50%。国内大宗资料报道20%～82.6%的胆囊癌合并有胆结石，国外报道则高达54.3%～100%。

　　笔者家里有一位女性长辈，多年体检显示胆石症。因为老人身体一直很好，平时也没什么症状，所以也就没把这胆结石当回事。2017年体检时提示石头较大，医生建议手术。家里孩子咨询了肝胆外科的医生后，很快给老人安排了手术。结果手术过程中，术中快速病理显示胆囊癌，所幸肿瘤细胞并未扩散，仅侵及肌周结缔组织，尚未超出浆膜层，立即进行了术中淋巴结清扫。术后一切指标良好，身体健康。事后，老人感叹道："这胆结石早手术就好了，真是自己养病养了这么多年啊！"

　　无疑，笔者的这位长辈是幸运的。由于体检医生的丰富经验和家里孩子的高度重视，使得老人的胆囊癌得到了及时的根治，否则后果真的不堪设想！然而大部分胆囊癌患者就没有这么好的运气了，多数发现时已处于晚期，预后很差。

　　有数据显示胆结石是胆囊癌的高危因素！胆结石患者罹患胆囊癌的风险更是无胆结石人群的13.7倍之多，并且结石越大，患胆囊癌的风险越大！不过不是所有胆囊结石都会进展为胆囊癌，因此也不必"谈石色变"。

3. 胆囊息肉：定期检查很重要

随着定期体检和超声检查的普及，胆囊息肉的检出率逐年增加。我们平常说的胆囊息肉实际上是胆囊息肉样病变，又称胆囊隆起性病变。胆囊息肉的种类很多，大体来说分为肿瘤性息肉和非肿瘤性息肉，其中非肿瘤性息肉比较多见，主要包括胆固醇息肉、炎性息肉、腺肌增生等，这类息肉一般不会发生癌变或者说癌变的可能性极小；肿瘤性息肉则是指包括腺瘤、血管瘤、平滑肌瘤、脂肪瘤等在内的可产生癌变的恶性息肉，最常见的是腺瘤，胆囊腺瘤性息肉是潜在的癌前病变，与胆囊癌的发生密切相关，总体癌变率为3%。

大部分的胆囊息肉患者平时其实没有什么不舒适的地方，往往是在健康检查或人群普查时经腹部 B 超才偶然发现的。有症状者最常见的症状为上腹部闷胀不适，但是程度不重，一般都可耐受。若病变位于胆囊颈部，可影响胆囊的排空，餐后常出现右上腹疼痛或绞痛，尤其在脂餐后。合并有胆囊结石或慢性胆囊炎者，腹痛较明显。

大部分胆囊息肉并非真正意义上的疾病，而是所谓的"影像学疾病"，部分临床医生对胆囊息肉采取"一刀切"的极端做法，是不可取的。国内外研究结果显示：对于直径≤10 毫米的单发胆囊息肉、年龄≥50 岁，特别是女性、肥胖症、胆石症或胆囊癌家族史患者，建议 6～12 个月行彩色多普勒超声检查动态观察。如果息肉直径≥10 毫米（约 1/4 发生恶性变）或息肉数目≥3 个，息肉直径≤10 毫米但合并胆囊结石、胆囊炎、单发息肉或无蒂息肉且迅速增大者（增长速度＞3 毫米/6 个月），应充分认识其恶性变的风险，要尽快进行手术切除并予以病理确认。

1.胰胆管合流异常：增加胆囊癌、胆管癌发生率

胰胆管合流异常是一种发生于胚胎期的先天性畸形，是指胆管、胰管汇合时出现了异常。正常情况下，胰管、胆管分别进入十二指肠壁内，在十二指肠壁内汇合成为一个共同管，开口于十二指肠乳头，胰管、胆管周围均有松紧带作用的括约肌，胆汁与胰液不相混合，各自进入十二指肠参与各种营养物质的消化吸收。如果胰管、胆管不在十二指肠壁内汇合，而在壁外合流，就是合流异常了。这种异常不仅包括形态异常，同时由于 Oddi 括约肌的功能缺失，造成胆汁与胰液在进入十二指肠前相混合，甚至胰液逆流到胆管内，各种胰酶被激活后破坏了胆管壁的正常组织，造成胆汁淤积、胆道感染，出现胆总管囊肿、胆管穿孔、胆结石，引起胆囊病变。

长期慢性炎症刺激引起胆管狭窄或胆总管扩张，黏膜反复再生和修复，部分上皮呈不典型增生或肠上皮化生，最终导致胆囊恶性变，在组织学上多表现为乳头状癌。约 10％ 的胆囊癌患者合并有胰胆管汇合异常。因此，对于胰胆管汇合异常所致的胆囊良性病变，为了预防胆囊癌的发生，应考虑行胆囊切除术，且胆囊标本应广泛取材进行病理学检查。

亚洲人的胰胆管合流异常更多见。据报道，日本胰胆管合流异常患者的发病率约 3.3％，我国报道约 1.72％，成人胰胆管合流异常中，扩张型胰胆管合流异常患者中胆管癌及胆囊癌的发生率分别为 6.9％、13.4％，非扩张型胰胆管合流异常患者中胆管癌及胆囊癌的发生率分别为 3.1％、37.4％。在普通人群中，胆系肿瘤的发生率约为 0.014％，而胰胆管合流异常

患者胆囊癌发生率升高 200 倍以上，胆管癌发生率甚至高达 800 倍！胰胆管合流异常患者的胆汁具有潜在的促癌活性，其胆囊黏膜的增殖性亦高于非胰胆管合流异常患者，提示其发生胆囊癌变的可能性更高！

5. 不可轻视胆管良性肿瘤

胆管良性肿瘤主要包括乳头状瘤、腺瘤等，可引起胆管梗阻，出现腹痛、腹胀、皮肤巩膜黄染等。其中乳头状瘤与华支睾吸虫病、原发性硬化性胆管炎、反复胆道感染、胆道畸形、遗传、结石、胰管内乳头状瘤等有关，属于癌前病变，好发于老年人。且恶性程度与年龄成正比，也就是说，年龄越大，癌变风险越大！

胆管腺瘤属于胆管的良性病变，胆管腺瘤的发生与胆管的发育不良关系密切。另外，环境因素、饮食因素与胆管腺瘤的发生也有密切的关系。胆管腺瘤会引发患者的胆管出现炎症性病变，这时候患者会出现腹痛、腹胀、发热、黄疸等临床症状，有极少部分胆管腺瘤生长速度快，体积又大，这时候有可能还会出现癌变。

6. 2 型糖尿病：增加胆囊癌的发病风险

糖尿病早已成为大家熟悉的一种常见慢性病。糖尿病患者有多少？全球约有 4.63 亿成人患糖尿病，而其中有 1.16 亿患者来自中国，占比达到了 25%。

越来越多的研究发现，2 型糖尿病与癌症这种可怕的疾病有着"纠缠不清"的关联。2 型糖尿病与多种癌症风险升高有关，尤其是在患 2 型糖尿病后的 6～8 年内，整体患癌风险升高了近 40%。2 型糖尿病患者整体患癌风险比未患 2 型糖尿病者升高 21％，其中胆囊癌风险升高 33％。糖尿病导致的内部代谢紊乱、胰岛素抵抗、高胰岛素血症、血糖控制异常以及炎症等多种因素，再加上环境因素的影响，从整体上推高了该类患者的癌症发病率。

一项针对糖尿病与胆管癌病例对照研究的 Meta 分析显示，胆管癌患者中糖尿病患病率高达 24.66％，糖尿病是胆管癌的独立危险因素。糖尿病与胆囊结石在胆囊癌的发生发展过程中也同样具有协同作用，糖尿病不仅促进胆囊结石的发生，也可增加胆囊癌的发病风险。高血糖还可促进胆囊癌的浸润和转移，尽早控制血糖能够改善合并糖尿病的胆囊癌患者预后。

7. 胆囊腺肌症：胆囊癌的重要来源

胆囊腺肌症是一种常见的胆囊良性病变，是一种以胆囊腺体、平滑肌慢性增生，伴有黏膜上皮陷入肌层形成罗-阿窦为特征的非炎症性、非肿瘤性病变，有基底型、节段型和弥漫型三种分型，发病率为 2％～9％。胆囊癌患者存在胆囊腺肌症的比例远高于普通人群，因此胆囊腺肌症被看作是胆囊癌，特别是意外胆囊癌的重要来源之一。目前普遍认为，在胆囊腺肌症的所有分型中，基底型、节段型的发病率相对更高，且发生癌变的概率也更高。

但由于胆囊腺肌症影像学表现与胆囊恶性肿瘤相似，因此术前难以进行准确区分，但是目前多研究数据表明胆囊腺肌症患者罹患胆囊癌的风险明显高于其他人群，约为其 2 倍。所以，临床上如果遇到难以辨别是否癌变的胆囊腺肌症患者，且胆囊壁增厚＞10 毫米，建议立即手术，并做病理检查以明确。

现代健康的概念包含生理、心理和社会层面的完满状态，人有七情——喜怒忧思悲恐惊，情志的不舒畅或者情志过度超出人体的承受范围都会引起人体的疾病。从中医学的角度而言，这属于内伤性致病因素中的情志因素。中医五行学说指出，五脏对应五行，在情志上也对应五种不同的情绪，过度的情绪就会导致所对应的脏发生异常，例如过喜伤心、过怒伤肝、过悲伤肺、过思伤脾、过恐伤肾。

中医学认为，肝为将军之官，性喜顺畅豁达。而肝和胆作为互为表里的一对脏腑，充分体现了"肝胆相照"的情谊，怒伤肝，则胆也无处可逃！情志抑郁，如不开心、易生闷气或情绪容易急躁，均会导致肝气郁结不通畅，不能够促进胆汁的排泄，胆汁淤滞则可诱发胆囊癌、胆管癌。

现代医学研究表明，愤怒会使人呼吸急促，血液内红细胞数剧增，血液比正常情况下凝结加快，心动过速，这样不仅会损伤心血管系统，更会影响肝脏健康。调查结果表明，易怒的人患冠心病的可能性比一般人高 6 倍，患肝脏疾病的可能性比一般人高 8 倍。

研究表明，肿瘤细胞的增殖及增生与郁怒刺激存在一定相关性，怒等不良情绪及心理应激可影响机体的多项功能，如中枢神经系统、内分泌系统、免疫系统等，严重时可导致肿瘤的发生、生长和转移。研究表明，基于怒伤肝理论的心理应激可能通过上调 Ki67 蛋白、VEGF 蛋白的表达而加剧肿瘤细胞的增殖及血管生成。

因此生活中要保持情绪稳定、乐观豁达，避免发怒、焦虑、忧郁等不良情绪的产生，以防止中枢神经和自主神经的调节功能发生紊乱，影响胆囊功能。

肥胖：胆囊癌的患病风险升高

肥胖是一种由遗传、环境等因素引起的慢性代谢性疾病，主要是因为摄入的能量超过消耗的能量，导致体内脂肪的过度堆积。根据世界卫生组织的标准，判断肥胖主要有三个指标：体重指数（body mass index，BMI）、腰围、体脂率。

最新版《中国居民膳食指南（2022）》显示，目前我国成年居民超重或肥胖已经超过一半（50.7%），6 岁以下和 6～17 岁儿童青少年超重肥胖率分别达到 10.4% 和 19.0%；18 岁及以上居民超重率和肥胖率分别为 34.3% 和 16.4%。也就是说，中国肥胖人数已高居世界第一，在一个拥有 14 亿人口的国家里，超重或肥胖的成年居民人数约为 5 亿人——甚至超过了整个美国人口！

"全球肥胖"现象也已经引起世界各国医学家的高度重视，众所周知，肥胖患者更易患心血管疾病、糖尿病、癌症等疾病。BMI 在 35 千克/米² 以上的肥胖人群平均寿命要比正常体重的人少 8 年，健康寿命少 19 年。2019 年全国归因于高 BMI 的心血管病死亡人数为 54.95 万，归因于高 BMI 的心血管病年龄标化死亡率为 38.64/10 万，11.98% 的心血管病死亡归因于高 BMI。

研究表明，BMI 的异常与多种恶性肿瘤的发生与发展相关，包括胆囊癌、乳腺癌、肺癌、结直肠癌、肾癌、膀胱癌、前列腺癌。根据美国癌症研究协会的《2014 年癌症进展报告》显示，高 BMI 患者癌症发病率达 25%，仅次于烟草。肥胖还会影响肿瘤的生长，与淋巴结转移也有一定的关系！

有研究显示，与正常体重人群相比，超重人群胆囊癌的患病风险升高 20%，肥胖人群胆囊癌的患病风险升高 60%。一项荟萃分析发现，与正常体重人群相比，超重（BMI 25～29.9 千克/米^2）人群发生胆囊癌的相对风险为 1.10，而肥胖（BMI≥30 千克/米^2）人群发生胆囊癌的相对风险为 1.69。

研究认为，脂肪组织通过多种激素和脂肪因子构成器官间交互网络的中心节点，参与癌细胞迁移和侵袭，细胞增殖和凋亡，血管生成、代谢和炎症，并影响肿瘤的微环境。而且，肥胖可干扰脂质和内源性激素代谢，影响胆囊运动，通过促进胆结石的形成和升高血糖水平来增加胆囊癌、胆管癌的患病率！且高 BMI 被认为是接受腹部手术的患者手术结局不良的危险因素，也对胆囊癌、胆管癌患者术后预后不利！

BMI 与胆囊癌的发生风险相关，BMI 每增加 5 千克/米^2，患胆囊癌的风险增加 25%，而控制体重可能有助于降低胆囊癌的发生风险，因此对于有家族史的肥胖患者，一定要注意减重减脂！BMI 增高会影响胆囊癌患者的预后及生存时间，并增加肿瘤转移风险，临床中应重视肥胖对胆囊癌疾病诊治的影响。

别忽略遗传因素

患有胆系疾病者有明显的遗传史、家族史，通常都是一家子轮流去医院接受胆囊切除手术，虽然有的是胆石症，有的是胆囊息肉等，但是最终都导致出现一家子的"无胆英雄"！研究表明，有家族病史的胆系肿瘤患者也明显高于无家族病史者。这就提醒大家，如果家族中出现胆系疾病频发，或者有家人罹患胆系肿瘤的情况，应格外注意相关因素的预防和关注。

关注环境因素的影响

一些化学物质、放射线、某些毒素和病毒也可引发胆囊癌。例如，长期接触橡胶、石油，镍、镉、铬等重金属及射线等物理、化学类有害物质，或在这样的环境中生产作业、居住生活者，也会提高胆囊癌的发生率。

流行病学数据表明，从事炼油、造纸、化工、制鞋及纺织等行业的人群中胆囊癌的发病率较高。胆管癌的发生与职业、生活环境的恶化有关。职业研究表明，从事橡胶制造、金属冶炼、木棉生产、石油化工等职业患胆管癌概率较高；一些化学物质的接触（如联苯胺、亚硝胺、某些农药等）、药物的使用（如异烟肼、甲基多巴、口服避孕药等）也可能诱发胆管癌。

细菌感染也是诱因

慢性细菌病毒或寄生虫感染被证实与胆道恶性肿瘤的发生具有明确的相关性。如伤寒沙门菌、幽门螺杆菌（不仅限于诱发胃癌）、肝吸虫、人类疱疹病毒 4 型（HHV - 4）感染与胆囊癌的发生关系密切。

伤寒带菌者的胆囊癌患病率增加 12 倍，幽门螺杆菌携带者的胆囊癌患病率增加 6 倍，其发病机制可能与细菌诱导胆汁酸降解有关。最近的研究发现，超过 75% 的胆囊癌患者以及超过 50% 的慢性胆囊炎患者的胆汁和胆囊中存在幽门螺杆菌，其相关蛋白可能是通过干扰复制、转录、翻译等不同途径改变细胞正常功能，而在胆囊癌发病中发挥潜在作用。胆囊癌患者的人类疱疹病毒 4 型感染率明显高于胆囊良性疾病患者。

黄曲霉毒素与胆囊癌之间有显著相关性

黄曲霉毒素长期以来一直被认为是肝细胞癌的危险因素，近年来研究表明，黄曲霉毒素也可能导致胆囊癌。黄曲霉毒素暴露主要与人类进食受黄曲霉毒素污染的食物有关。黄曲霉毒素为Ⅰ类致癌物，智利的一项研究表明，在胆囊癌患者外周血中更有可能检测到黄曲霉毒素与白蛋白形成的加合物。在此研究基础之上，在中国上海进行的更大规模的研究同样表明，黄曲霉毒素暴露与胆囊癌之间有显著相关性，表明黄曲霉毒素很可能是胆囊癌的一个重要危险因素。

另外，如雌激素、结核治疗药物异烟肼、降压药甲基多巴等的使用，都在相关文献中被证明与胆系肿瘤相关。如雌激素可以加速胆固醇的内源合成及饱和度，雌激素水平高的人更易患胆囊癌！吸烟、大量饮酒、肥胖、长期便秘等也会促进胆囊癌的发生。

二

膳食与胆囊癌、胆管癌

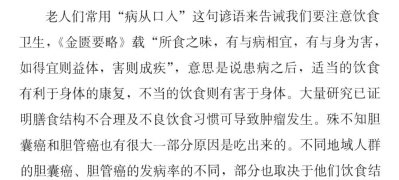

贪嘴"吃"出的胆囊癌、胆管癌

老人们常用"病从口入"这句谚语来告诫我们要注意饮食卫生，《金匮要略》载"所食之味，有与病相宜，有与身为害，如得宜则益体，害则成疾"，意思是说患病之后，适当的饮食有利于身体的康复，不当的饮食则有害于身体。大量研究已证明膳食结构不合理及不良饮食习惯可导致肿瘤发生。殊不知胆囊癌和胆管癌也有很大一部分原因是吃出来的。不同地域人群的胆囊癌、胆管癌的发病率的不同，部分也取决于他们饮食结构或饮食习惯的不同。那么，哪些饮食或饮食习惯会促进胆系肿瘤的发生呢？让我们一起来看一下吧。

高热量，易诱癌

适当的能量供应可满足生理活动的需要，一般为7 560～8 400千焦/天（1 800～2 000千卡/天），对身体的健康具有重要意义。然而过多的能量堆积在体内，则会产生不利影响。一项多国合作研究表明，与胆囊癌风险关联最强的危险因素是总能量的摄入量。高热量的营养物质在机体内堆积，这些多余的热量就会转化为脂肪，导致机体肥胖，出现脂肪肝等问题。而肥胖可干扰脂肪和内源性激素的代谢，进而影响胆囊运动，使胆汁中的胆固醇含量增高，增加胆囊结石的发生风险，从而诱发胆囊癌。来自波兰的临床研究表明，总能量的摄入与胆囊癌有关，胆囊癌风险与总能量的摄入量呈正相关关系，也就是说总能量摄入得越多，则胆囊癌发生的危险概率就越大。

高热量食物有以下几种：

（1）高脂肪的食物。本身脂肪含量丰富的食物，比如肥肉、鸡肉和鸭肉的皮脂，坚果类食物，各种黄油、奶油、橄榄油、植物油等；或在烹饪过程中添加了高油脂，比如炸鸡、炸薯条、炸花生米等；或在食品加工过程中添加了油脂的食品，比如奶油蛋糕、起酥面包等。

（2）高糖分的食物或饮料。比如饴糖、麦芽糖、可乐、各种调制类的果汁、调制的奶茶等。

高脂饮食多为祸

脂肪是人体需要的主要营养素。膳食脂肪主要来源于食用油脂、动物的脂肪组织和坚果类食物。食用油脂中含有约100%的脂肪，日常膳食中的植物油主要有豆油、花生油、菜籽油、芝麻油、玉米油、棉籽油等，主要含不饱和脂肪酸，是人体必需脂肪酸的良好来源；动物性脂肪主要由饱和脂肪酸和多不饱和脂肪酸组成，饱和脂肪酸会增加肝脏合成胆固醇的速度，提高血胆固醇的浓度；多不饱和脂肪酸可转变为前列腺素等重要衍生物，几乎参与机体所有的细胞代谢活动，具有特殊的营养功能，但其容易产生脂质过氧化反应，生成过氧化脂质，对细胞和组织可造成一定的损伤。动物性脂肪摄入过多则会导致血浆中胆固醇、甘油三酯和低密度脂蛋白升高，成为身体的负担。卡拉奇的一项病例对照研究中发现，高脂肪摄入量与胆囊癌风险之间存在正相关关系，即高脂肪食物摄入越多，患有胆囊癌的风险越大。在广东惠州地区，高脂血症是胆管癌发生的危险因素。

虽然脂肪的消化主要在小肠内进行，但其在通过胃向小肠输送时，会刺激胆囊分泌大量胆汁。消化道癌症，特别是胆管癌、胰腺癌、壶腹部肿瘤患者，要特别谨慎高脂类饮食，特别是动物性脂类食物，因为吃下去很可能诱发胆汁和胰液分泌大量增加，这时候由于病理因素，壶腹部结构又往往有点紊乱、狭窄，很可能出现意外。

这里有一个很痛心的案例。

一位无锡的患者，患有胆管癌，壶腹部狭窄，有大量腹水。因为伴有黄疸，腹水得不到控制，听别人介绍来找何裕民教授求助。何裕民教授用中医药内服外敷治疗，几天后腹水明显消退，之后进一步中医调理，黄疸也逐渐消失了，恢复得很好，于是回家了。因为很长一段时间忌口，患者本人又特别好吃，所以回到老家后就特别想吃，嘴特别馋，而且他的胃口本身就很好。由于何裕民教授特别叮嘱说高脂类、高蛋白质类不能吃，家属一直都没敢给他吃。有一次下午女儿陪他上街，他硬要女儿买 2 个鸡腿给他吃；2 个鸡腿一吃，当天晚上就疼得厉害，然后再次出现黄疸，急诊住院。又是中医药又是西医打针，用了多种方法，经过十几天努力治疗，黄疸终于退了，花了 5 万多元……

半个月以后，女儿又陪他上街。这次母亲叮嘱女儿，千万不能给他买任何吃的东西！患者嘴很馋，他认为上次是偶然的。所以女儿过马路去邮局取钱的时候，他看到旁边有家麦当劳，就又去买了 2 个鸡翅。2 个鸡翅吃完后，很快就腹痛，又送进了医院。后来他被送到上海来治疗时，被何裕民教授狠狠地批评了一顿。他老婆也在旁边不断地指着他的鼻子说："这次住院又花费了 6 万元，你 2 次馋嘴，花了 11 万元不说，给自己造成多少痛苦？"最后，这位患者还是死于馋嘴后的急性消化道梗阻。

胆固醇属于类脂，是脂类的主要组成部分。众所周知，高胆固醇饮食可导致高胆固醇血症，进而引发心脏病等疾病。在波兰进行的一项基于人群病例对照研究发现胆囊癌与胆固醇呈正相关，即胆固醇增高其患有胆囊癌的风险程度也会增加。

胆结石是胆囊癌发病的危险因素，大约 80％的胆结石由胆固醇组成，因此，血浆胆固醇水平持续偏高的患者是胆结石的候选人。动物性脂肪的大量摄入可增加肝脏合成胆固醇的速度，提高血浆中胆固醇的浓度。虽然胆固醇可以直接被吸收，且是胆汁酸的主要成分，但胆固醇类食物摄入过多，会引起血液中胆固醇含量增加，导致肝脏胆固醇过度分泌，胆汁中胆固醇处于饱和或过饱和状态，肝细胞低密度脂蛋白受体活性下降，胆固醇就不能及时被运输到外周组织中，且胆汁中甘氨胆酸合成减少，胆汁酸比例降低，多余的胆固醇在胆囊壁容易析出结晶形成结石。多项研究表明，高胆固醇饮食除引起胆固醇代谢紊乱外，还会引起胆道口的括约肌功能异常，胆囊收缩功能障碍，参与胆结石的形成。多项研究数据证实，血浆中高密度的胆固醇和脂质成分在诱导胆结石生成的同时，也与胆囊癌的发展密切相关。

> 常见的高脂肪食物：
>
> 动物性高脂肪食物：肥肉、黄油、油炸食品、奶油及制品（如冰淇淋、牛奶巧克力、奶糖等）。
>
> 植物性高脂肪食物：核桃、芝麻、花生、榛子、杏仁、松子、腰果、葵花籽、西瓜籽、南瓜籽等。
>
> 常见的高胆固醇食物：
>
> 动物内脏如心、脑、肝、肾等，蛋类如松花蛋、蛋黄、鱼子等，海鲜类如鱿鱼、墨鱼、小虾米（虾皮）、蚬、螃蟹等。

高碳水化合物：胆囊癌、胆管癌的"甜蜜"杀手

碳水化合物，也称糖类，是人体能量最主要的来源，提供人体正常活动所需要的热量。多项对胆囊癌的病例对照研究中，观察到总碳水化合物的摄入量与胆道疾病、胆囊癌之间呈正相关（$P < 0.01$），也就是说摄入的碳水化合物越多，患有

胆道疾病、胆囊癌的风险就越大。

碳水化合物食物中的单糖和多糖均会使血糖快速升高。研究结果表明，高血糖与胆系肿瘤的风险关系密切。随着血糖状况的恶化，胆道癌症风险显著增加。发表在代谢性疾病领域杂志《代谢·临床和实验》上的研究表明：空腹血糖受损和糖尿病都与胆道癌（包括胆管癌和胆囊癌等）的风险增加有关，而且糖尿病的病程长短与胆道癌风险的增加有关，糖尿病可能是胆道癌的独立危险因素，糖尿病患者发生胆道癌的危险性是非糖尿病者的 1.69 倍。与非糖尿病者相比，糖尿病患者患胆囊癌的风险更高，这是因为糖摄入后引起的高胰岛素血症会诱导胰岛素样生长因子受体（IGFR）的表达，其能够激活磷脂酰肌醇 3-激酶（PI3K）和丝裂原活化蛋白激酶（MAPK），磷脂酰肌醇 3-激酶与丝裂原活化蛋白激酶均参与了细胞的生长、发育、分化、凋亡等一系列生理活动，两者活化后通过磷酸化多种酶、激酶和转录因子等下游因子，进而调节细胞的功能，增加细胞增殖、致瘤能力和凋亡抗性，从而诱发肿瘤的发生。

糖的摄入被认为是胆囊癌的危险因素之一，与糖的摄入量存在显著相关性。当个人每天摄入两份或更多份（200 毫升/份）含糖饮料时，与不摄入含糖饮料的人相比，摄入含糖和人工增甜饮料患胆囊癌的风险会增加 2 倍以上。糖增加了热量/能量的摄入，却没有提供任何降低癌症风险的营养素。

而且，糖类食物（如甜食、含糖饮料、精制的粳米和面粉等食品）摄入过多，超出生理功能需要时，多余的糖分就会转化为甘油三酯或胆固醇储存在体内，造成胆汁内的胆固醇、胆汁酸、卵磷脂三者间比例失调，增加了胆囊结石形成的可能。且相关研究表明，高血糖可抑制肝脏分泌胆汁，使胆囊收缩素分泌下降，胆囊收缩减弱，胆囊排空能力差，排空延迟，胆汁淤积。此外，摄取过多的糖类食物会刺激胰岛 B 细胞分泌胰岛素，胰岛素能使肝脏合成胆固醇增加并向胆汁排泌，使胆汁中的胆固醇饱和度升高，促进胆囊结石的形成。还有研究表明，胰岛素能使胆汁中钙离子含量及胆囊分泌的多糖类黏液物质增加，使胆汁饱和指数增加，这些因素均能促使胆囊结石的发生，进而成为胆系肿瘤发生的危险因素。一般认为，纯糖的摄入不宜过多，成人以每天 25 克左右为宜。

> 高碳水化合物食物的来源：
>
> 食物中碳水化合物的主要来源是谷类和薯类食物，如水稻、小麦、玉米、大麦、燕麦等谷物；红薯、土豆、山药等薯类。
>
> 饮食中的单糖、双糖主要来自糖果、甜食、糕点、甜味水果（甘蔗、甜瓜、西瓜、香蕉、葡萄等）、含糖饮料和蜂蜜等。

高蛋白，胆囊癌、胆管癌的"发物"

蛋白质是人体需要的主要营养素。蛋白质主要来源于动植物性食物，一般来说动物性蛋白质质量好，但同时富含饱和脂肪酸和胆固醇；植物性蛋白质利用率较低。

红肉是营养学上的说法，指的是在烹饪前呈现出红色的肉，如猪肉、牛肉、羊肉、鹿肉、兔肉等所有哺乳动物的肉都是红肉。红肉是千百年来人类用以获取能量和营养，特别是优质蛋白质的主要食物，红肉可为机体提供优质蛋白质、脂肪、矿物质、微量元素以及维生素等。然而"过犹不及"，过食红肉类食物，会导致在摄入过多动物蛋白质的同时，还摄入较多的动物脂肪和胆固醇，对人体会产生有害的影响。

近几十年来，饮食结构的改变使得中国人餐桌上的红肉类食物已不可或缺了，顿顿有鱼有肉，甚至有的人"不可一日无肉"。现代人应酬多，炸鸡、烧烤等食物流行，年轻人除一日三餐外，到了夜间，往往还要来一顿夜宵，美其名曰"潇洒夜宵"，每餐无肉不欢。然而过度嗜食红肉等肥甘油腻之品，则会给身体带来负担。红肉类食物中的蛋白质的分解产物可促进促胰液素和胆囊收缩素的分泌，促胰液素和胆囊收缩素又可引起胰液、胰液中的酶和胆汁的大量分泌，一旦有胆道阻塞时就会加重胆汁瘀滞。再者，胰液易反流进入胆囊，其中的活性酶对胆囊壁产生化学刺激可加重胆囊炎症，继而导致胆囊癌的发生。

多项研究表明，胆道癌的死亡率与猪肉等食物的摄入之间存在正相关关系，食用红肉与胆囊癌的风险增加有关。烧烤、烤肉与油炸食品是胆囊癌的一个危险因素，吃烧烤肉食较多者易患胆囊癌。胆囊癌更偏好"油性食品"。日本的一项队列研究表明，大量摄入油炸食品明显增加了罹患胆道系统肿瘤的风险。新疆维吾尔族人以面食、馕抓饭以及烤羊肉等高脂食物为主食，维吾尔族人群中女性不仅胆石症的发病率高于男性，合并胆囊癌的比例也高于男性。以牛羊肉为主食的蒙古族人也易患有胆结石等胆系疾病。

> 常见的高蛋白质食物：
>
> 奶类：动物的奶，如牛奶、羊奶、马奶、驼奶等。
>
> 肉类：牲畜肉，如牛肉、羊肉、猪肉、狗肉、驴肉等；禽类肉，如鸡、鸭、鹅、鹌鹑等；水产，如鱼、虾、黄鳝、泥鳅、蟹等。
>
> 蛋类：如鸡蛋、鸭蛋、鹌鹑蛋等。

"健康饮食"不健康

那有的人说，高蛋白、高脂肪摄入过多容易导致各种疾病，那我改吃低脂低蛋白饮食，或者不吃肉、不吃油，那应该健康了吧，不会生病了吧，也不会得癌症了吧！是真的吗？对于胆囊来说，并非如此。

因蛋白质是构成人体的基本物质，脂肪是人体的基本营养素，适当的蛋白质和脂肪摄入是维持健康身体所必需的。脂肪与蛋白质摄入不足，则会导致机体的代谢率下降，对疾病的抵抗力减退。对于胆囊来说，以通为顺，适当的脂肪和蛋白质，可以促进胆汁的分泌与排泄，保持胆囊与胆管的通畅。有研究显示，部分老年胆囊结石患者是由单纯素食引起的。其原因为长期低蛋白、低脂肪饮食造成胆汁分泌不足，胆汁中的卵磷脂与胆盐不足，胆汁中各成分比例失调，胆红素水解增加，并且由于植物纤维摄入较多，降低了胆汁酸的吸收，胆盐浓度降低，从而导致胆结石形成。动物实验发现低脂肪食物会引发胆结石，喂小鼠食用低脂肪食物，小鼠会出现胆结石。

临床研究也证实，低蛋白、低脂肪饮食的患者结石容易复发。且对胆囊、胆道上皮组织有保护作用的维生素 A、维生素 E 均溶解于脂肪中，低脂饮食会导致维生素 A、维生素 E 等的缺乏，胆囊、胆道的上皮组织更新和修复缓慢，容易发生炎症，炎症又是生成结石、胆系肿瘤的诱因。

因此，不提倡长期低脂低蛋白饮食，根据《中国居民膳食指南（2022）》指出，日常饮食要做到合理搭配，平衡膳食，营养均衡，在多吃蔬果、水果、谷类等低脂低蛋白膳食，以及大豆等植物性高蛋白膳食外，也要适量食用鱼、禽、蛋、瘦肉等动物性蛋白膳食，满足人体对营养的需要。

吸烟饮酒伤肝胆

吸烟和大量饮酒的危害相信我们都熟知，据国家卫生健康委员会发布的《中国吸烟危害健康报告 2020》显示，烟草烟雾中含有至少 69 种致癌物，当人体暴露于这些致癌物中时，会引起人体内关键基因发生永久性突变并逐渐积累，正常生长调控机制失调，导致恶性肿瘤的发生。

"戒烟限酒"早就成了现代人追求良好生活习惯所立的目标，但是这些目标却是立得多，倒得也快！"吸烟可以提神""吸烟有助思考""中国人吃饭讲究酒文化""无酒不成宴"等，这些说法都成了烟酒的保护神！这些不良的生活习惯不仅影响人们的生活，还给人们的健康带来长期的隐患。科学证明，很多疾病，特别是癌症的发生、发展、加速都是由于长期吸烟和大量饮酒导致的，胆囊癌和胆管癌也不例外。

无论男女，吸烟都与患胆囊癌和胆管癌的风险有关。对 26 项前瞻性研究进行分析发现，吸烟会增加患肝内胆管癌、肝外胆管癌和壶腹癌的风险，饮酒与患肝内胆管癌的高风险相关。全球关于胆囊癌的相关研究发现，吸烟是胆囊癌发病的独立危险因素，且胆囊癌的风险随吸烟强度和持续时间呈线性增加。与当前吸烟者相比，过往吸烟者的胆囊癌风险随着戒烟时间的增加而下降。上海一项人群病例对照研究结果表明吸烟与患肝外胆管癌、壶腹癌的风险相关。

长期或过量饮酒会使胆囊的功能和形态发生改变。研究表明，酒精性肝损伤时，胆囊血流改变，使胆囊壁水肿、增厚，影响胆囊浓缩功能，使胆汁中无机盐成分增加，容易形成结石。而且，饮酒会诱发胆囊炎发作，使胆囊炎的原有症状加重。无论是白酒、啤酒、红酒等哪种酒类，饮用之后，酒精都会对胃肠道和胆囊造成刺激，使胆道的括约肌发生痉挛、收缩，使胆汁的排出不顺畅，容易造成胆汁淤积，加重胆囊的负担，导致胆囊炎发作或加重。此外，酒精会损伤肝细胞，影响胆汁的分泌，对原有肝胆疾病的患者而言，饮酒不仅不利于疾病的康复，甚至会引发急性胆囊炎、胆绞痛等急腹症。

饮酒会增加男性患胆囊癌的风险，也与患肝内胆管癌的高风险相关。一项病例对照研究表明，大量饮酒是肝内胆管癌和肝外胆管癌的危险因素，每天饮酒 5 杯（约 70 克乙醇）以上患肝外胆管癌的风险增加。

因此，对胆囊癌、胆管癌的人群而言，不仅不能饮酒，而且要以清淡、易消化饮食为主，日常饮食中避免暴饮暴食，避免吃辛辣食品，减少对胆道刺激，避免吃油腻、油炸等含脂肪太高的食品，以免加重胆囊的负担，加剧胆道疾患的发生。

饮食不节伤胆

饮食不洁

如果不讲究饮食卫生，瓜果蔬菜没洗就吃，餐前便后不洗手，这些不良习惯就会将食物中的细菌和寄生虫（如蛔虫、肝吸虫及梨形鞭毛虫等）或寄生虫卵带入胆囊，引起胆囊炎或胆囊感染及胆石症，从而成为胆囊癌的危险因素。2009 年，肝吸虫或维氏大肠杆菌感染都被国际癌症研究机构归类为人类胆管癌的感染因素，肝吸虫感染是胆管癌的最强危险因素。

霉变食物如玉米或花生上的黄曲霉毒素会增加患胆囊癌的风险。在某些地方，观察到胆囊癌的发生与饮用水或食物中砷（As）之间存在显著的相关性。其他元素和化合物，如镍（Ni）、镉（Cd）、铬（Cr）、钼（Mo）、铜（Cu）、石棉、煤或木屑、氡（Rn）与胆囊癌或胆管癌也有关。

偏嗜辛辣刺激物

中国的饮食文化多样，其中辛辣食物就在中国美食中占据了很重要的地位，如八大菜系中的川菜、湘菜，均以辛辣为特色。

辛辣食物给人们带来味觉享受的同时，也刺激着胆囊的收缩。辛辣食物会刺激胆囊，导致胆囊异常收缩，胆道括约肌痉挛，不能及时松弛，胆汁的排出困难，不仅会增加胆结石出现的概率，还有可能因此诱发急性胆囊炎，进而增加胆囊癌的患病危险。多项研究表明食用辛辣食物和辣椒与胆囊癌之间存在直接相关性。

饮食无节制， 易患胆管肿瘤

王女士是一家软件公司的白领，前段时间她经常出现右上腹疼痛，开始时偶尔会隐隐作痛，过了小半个月，右上腹的痛感越来越明显，有时卧床休息，都没办法让痛感消失，并伴有恶心、呕吐，到医院经过一系列的检查，确诊为胆囊癌。

王女士今年 27 岁。为了每天能多睡一会儿，从大学起她就养成了不吃早餐的习惯。进入一家软件公司后，她经常加班加点，更是赖床不吃早餐。至今算来，已有 8 年不按时吃早餐了。

24 小时昼夜节律调控几乎是所有生物的基本生理功能，人体内高达 15% 的基因受昼夜节律的昼夜模式调控。研究表明，生物节律在脂肪代谢稳态中具有重要的调控功能，机体昼夜节律发生改变时，机体的脂代谢稳定以及相关调节因子会发生变化，比如脂肪的合成、分解以及转运等相关酶活性受到影响。生物钟是我们身体内在的时间跟踪系统，能预测环境变化，当进食节律与机体昼夜节律不一致时，会导致脂代谢紊乱，更容易导致肥胖、胆囊癌、胆管癌等疾病的发生。

孙思邈在《千金要方·食治》中说："夫在身所以多疾，此皆由……饮食不节故也。"《尚书》"食哉惟时"，指出每餐进食应有较为固定的时间。现在已明确不吃早餐是患胆结石的危险因素，饥饿时胆囊收缩素不分泌，胆汁淤积于胆囊，不吃早餐，则胆汁不能够规律地排出，在胆囊内停留的时间过长，水分吸收，会造成胆汁的浓缩，导致胆汁中的胆固醇浓度过高，从而引起胆固醇沉积，为胆结石的形成提供基础。

此外，长期不吃早餐会使胆汁浓度增加，有利于细菌繁殖，胆汁的成分发生变化，容易促进胆结石的形成或胆囊炎的发生，进而成为胆囊癌、胆管癌等发生的危险因素。从不吃早餐到胆囊癌仅四步：不吃早餐→胆结石→胆囊炎→胆囊癌。

定时食用早餐，餐后胆囊收缩，帮助部分胆汁排出到肠道，帮助食物的消化吸收，从而降低一夜所储存胆汁的黏稠度，降低患胆石症的危险，也降低患胆囊癌和胆管癌的风险。

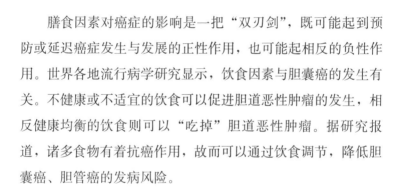

"吃掉"胆囊癌、胆管癌

膳食因素对癌症的影响是一把"双刃剑"，既可能起到预防或延迟癌症发生与发展的正性作用，也可能起相反的负性作用。世界各地流行病学研究显示，饮食因素与胆囊癌的发生有关。不健康或不适宜的饮食可以促进胆道恶性肿瘤的发生，相反健康均衡的饮食则可以"吃掉"胆道恶性肿瘤。据研究报道，诸多食物有着抗癌作用，故而可以通过饮食调节，降低胆囊癌、胆管癌的发病风险。

高纤维膳食防胆癌

膳食纤维主要来源于植物性食物，包括纤维素、半纤维素、树脂、果胶及木质素，不能被人体消化吸收。这些不能被人体消化吸收的"非营养"物质——膳食纤维，在保持消化系统健康上却扮演着重要的角色。

膳食纤维分为可溶性膳食纤维和不可溶性膳食纤维。可溶性膳食纤维既可溶解于水又可吸水膨胀，并能被大肠中微生物酵解的一类纤维素，主要有果胶、植物胶、黏胶等，还包括纤维素、藻类多糖等，常见食物中的大麦、豆类、胡萝卜、燕麦、魔芋、海带等食物都含有丰富的可溶性纤维，在水果和蔬菜中含量也较高，如苹果、猕猴桃、油麦菜等。葡聚糖是可溶性膳食纤维主要成分之一，吸水性强，在胃肠道内可与碳水化合物交织在一起，减缓消化吸收速度，快速排泄胆固醇，吸附肠道内的胆汁酸，抑制肠内胆固醇的吸收，降低血液中的胆固醇，减少脱氧胆酸生成，又能促进肠管蠕动，软化大便以及胆固醇和胆汁酸的排泄。

不可溶性膳食纤维包括纤维素、木质素和一些半纤维，主要来自食物中的小麦糠、玉米糠、芹菜、果皮和根茎蔬菜。不可溶性膳食纤维可促进胃肠道蠕动，加快食物通过胃肠道，减少吸收，另外不可溶性膳食纤维在大肠中吸收水分，软化大便，可以起到防治便秘的作用。

多食用富含纤维的食物或高纤维膳食，膳食纤维与胆囊中的胆酸结合，抑制胆酸的吸收，从而降低胆固醇的浓度，减少胆结石的形成。许多膳食调查的结果表明，蔬菜摄入量的下降与胆结石发生率升高之间有着密切的关系。其次，膳食纤维还可以增强饱腹感，减少机体对热量的摄入，从而控制体重，避免肥胖。一项病例对照研究观察到摄入大量的膳食纤维对胆囊癌有保护作用，另一项研究也表明膳食纤维低摄入量与胆囊癌发病风险呈正相关。说明多食用富含纤维的食物，如新鲜的蔬菜和瓜果、谷类等可预防胆系肿瘤的发生。

> 高纤维食物：
>
> 蔬菜：菠菜、白菜、油菜、芹菜、南瓜、四季豆、牛蒡、竹笋、蕹菜（空心菜）、甘蓝菜、白萝卜、胡萝卜、蕨菜、海带、海藻类等。
>
> 水果：苹果、柠檬、柑橘、菠萝、李子、桃子、梨子、猕猴桃、小番茄、柚子、木瓜等。
>
> 菌类：金针菇、松蘑、香菇、发菜、银耳、木耳等。
>
> 豆类：干黄豆、红豆、豇豆、毛豆、青豌豆、菜豆等。

水果和蔬菜保健康

多吃蔬菜水果是每种膳食指南中的重要一项，如《中国居民膳食指南（2022）》、欧洲地中海膳食模式、美国DASH膳食模式等均强调增加较大量蔬菜水果的摄入。

各种关于蔬菜消费的研究结果表明，蔬菜的摄入量与胆囊癌风险呈负相关。频繁摄入蔬菜（从每周3次到每天4次或更多），患胆囊癌的风险也较低，蔬菜吃得少，则患有胆囊癌的比率在增加。在这些蔬菜中发现了大量潜在的抗癌物质，如维生素C、维生素E、硒、叶酸、膳食纤维、吲哚、酚类、蛋白酶抑制剂、葱属化合物和植物甾醇等，这些物质可以抑制亚硝胺的形成；提供抗肿瘤药物的底物，增强抗肿瘤药物的疗效；稀释和结合消化道中致癌物质，改变激素代谢，刺激免疫系统，调节细胞增殖和凋亡中的基因表达以及清除氧化剂等。

新鲜蔬菜，尤其是葱属类蔬菜对胆囊癌具有保护作用，女性比男性更明显，而且以大蒜头、洋葱的保护作用更为明显。多项研究发现食用蔬菜和水果，跟患胆结石的风险成反向关系，研究人员进一步深入分析发现，每天增加食用 200 克的蔬菜，减少胆结石风险 4%，每增加 200 克的水果减少胆结石风险 3%，降低了胆系肿瘤的发病风险。有研究通过对上海 454 位居民饮食习惯的流行病学调查发现，经常食用洋葱、大葱、大蒜可以降低胆囊癌的发病率。而腌制品的摄入，尤其是乳腐的摄入，可能会增加胆囊癌的发病风险。

维生素防胆癌

维生素是维持身体健康所必需的一类有机化合物，研究表明维生素 C、维生素 A、维生素 D、维生素 E 与胆囊癌的发生有关。

维生素 C 和胆囊癌之间为负相关，是一种潜在的癌症抑制剂，即摄入充足的维生素 C 可降低胆囊癌发生的风险。流行病学证据表明，维生素 C 含量高的蔬菜和水果对胆囊癌具有保护作用。维生素 C 缺乏的豚鼠经常出现胆结石，维生素 C 缺乏症的状态也可能影响人类患胆囊疾病的风险。已有临床试验证明维生素 C 可以预防胆结石，30 位胆结石患者连续服用每天 2 克的维生素 C，血脂虽然没有改变，但胆汁胆固醇结晶明显减少。

胆囊癌的风险与维生素 A 的低摄入量呈正相关，维生素 A 的摄入偏低，胆囊癌发生的风险增加。维生素 A 的缺乏会影响胆固醇代谢，增加胆结石风险，从而使胆囊癌的发生风险增加。

饮食中维生素 B_6（吡哆醇）的摄入减少已明确为罹患癌症的危险因素，临床观察到随着维生素 B_6 摄入量的增加，则相关的胆囊癌风险显著降低。而维生素 B_1 可以增强患者的食欲，减少放射治疗的副作用。

维生素 D 除了能淡化姑息性化疗的潜在有害影响外，还可以作为肿瘤细胞死亡的致敏剂，降低相关癌症的发病率。发表在《英国医学杂志》上的一项研究表明，血浆维生素 D 水平与癌症风险呈显著负相关。

维生素 E 具有抗衰老功效，维生素 E 能促进正常细胞分裂，延缓细胞衰老，从而降低癌症的发生风险，有研究人员在一项研究中发现了维生素 E 与胆囊癌的负相关。维生素 E 还可抑制体内胆固醇合成限速酶，即 3 -羟基- 3 -甲基戊二酰辅酶 A 还原酶的活性，从而降低血浆胆固醇水平，因此维生素 E 可以保护人体减少胆结石患病率。有研究表明维生素 E 浓度（相对胆固醇）最高的 25% 受试者，比最低的 25% 受试者，患上胆结石风险显著较低。故维生素 E 的缺乏，也会增加胆结石风险，进而增加胆系肿瘤的风险。

抗炎饮食防胆癌

慢性炎症与癌症的关系已明确，慢性胆系炎症是胆系肿瘤的危险因素之一。近年来"可以增强人体免疫力，降低炎症感染风险，甚至可以减少患癌概率"的抗炎饮食走红网络。饮食确实会对身体炎症状态产生影响。

要注意抗炎饮食中的"炎"，主要是指慢性炎症，与常说的病毒或细菌引发的炎症并不相同，这种炎症难以察觉，在常规体检时也不易被发现。

食物可加剧或改善体内的炎症状况。食物摄入后，在肠道菌群的作用下，会产生炎性递质。如高盐、高脂、高糖或过于辛辣的食物，会使机体的炎性递质过度表达，导致炎症加重；如富含 ω-3 多不饱和脂肪酸、天然抗氧化剂的食物，则可通过前列腺环氧化酶表达，调低炎症递质水平，从而产生抗炎效果，减少炎症的发生。

"抗炎饮食"多为蔬菜、水果、粗粮、深海鱼、橄榄油之类的天然新鲜食物。各类海鱼，如三文鱼、鲱鱼、凤尾鱼，还有亚麻籽油、特级初榨橄榄油和核桃富含 ω-3 多不饱和脂肪酸；蔬菜类，尤其是十字花科蔬菜如羽衣甘蓝、卷心菜等；水果类，尤其是浆果类如蔓越莓、草莓、蓝莓等富含天然抗氧化剂；全谷物、豆类富含膳食纤维的食物；绿茶、大豆等富含多酚、黄酮；香辛料食物如姜黄、生姜、肉桂、肉蔻及大蒜等均有抗炎作用。

生活中常见的促炎食物包括红肉（猪、牛、羊、兔肉等）、过度加工食品（如白面包、含糖饮料、沙拉酱、加工肉制品等）、精制碳水化合物（饼干、蛋糕、点心等）、高油高糖食物等，均易引发机体出现慢性炎症，同时这些食物也是胆囊癌的饮食危险因素。

改善便秘可防癌

便秘可引起许多疾病，包括胆结石、胆囊癌等。有研究表明，胆结石患者多伴有慢性便秘史，且便秘症状改善后，其胆绞痛发作频率与程度也显著改善；慢性便秘患者的胆总管结石复发的风险也更高。因此，膳食纤维可以促进胃肠道蠕动，增加粪便的体积，有利于改善便秘。平时要多吃富含纤维素的新鲜水果和蔬菜，如香蕉、苹果、萝卜、卷心菜等，刺激肠蠕动，保持大便通畅，预防便秘。

胆囊癌患者晚期常伴有便秘。当患者出现便秘时，应及时明确病因，争取去除病因缓解便秘。在饮食方面要多饮水，多吃富含纤维素的新鲜水果和蔬菜，适当地增加运动，促进胃肠蠕动，养成良好的排便习惯，缓解便秘的情况。

鉴于以上原因，胆囊癌患者及高危患者在日常饮食中除了增加水果蔬菜的摄入外，食谱中宜增加粗纤维食物，如全谷物，即完整、碾碎、破碎或压片的谷物，主要组成部分包括淀粉胚乳、胚芽与麸皮等。目前较为公认的全谷物有小麦、大麦、水稻、燕麦、黑麦、玉米、高粱、小米、青稞、荞麦，均是膳食纤维的良好来源。多食用该类食物可以抑制慢性炎症，又可促进肠道蠕动，通利大便。

规律饮食，少食多餐

饮食不规律，饥饱失常也是胆系肿瘤发生的重要因素。中医认为，饮食不节，嗜酒过度或嗜食肥甘厚腻，以致湿着郁而化热，熏蒸肝胆，胆汁不循常道，湿热蕴结而发为肿块。美国癌症研究所（AICR）和世界癌症研究基金会（WCRF）发布的报告显示，纠正不良的饮食习惯，40％的世界癌症病例可以得到预防。

首先，规律饮食，按时吃饭，尤其要重视吃早餐，这是预防胆囊癌、胆管癌发生的重要方式。胆囊内存储并浓缩了一夜的胆汁，胆汁淤积，胆固醇含量较高，若长期不吃早餐，胆汁得不到排空，易造成胆固醇沉积，久而久之形成结石。其次，要避免暴饮暴食。人体快速摄入大量食物会造成胆囊反射性强烈收缩，引发胆绞痛、胆囊炎等疾病。

笔者建议，胆囊癌、胆管癌患者应少食多餐。对手术患者而言，术后消化、吸收功能存在不同程度的减弱，每次减少进食量，可以减轻胃肠道的负担，避免腹胀、腹泻等问题。增加进餐次数，还有助于保证人体摄入足够的营养物质，保障人体所需，维持及调节身体的各项生理功能。对非手术患者而言，增加进餐次数可促进胆汁排泄，减轻胆汁淤积。

适度运动，更有益

据报道，体育锻炼可以降低总体癌症风险，以及减缓癌症患者术后疼痛，提高癌症患者的生存率和生活质量。世界卫生组织的运动指南建议，每周应至少进行 150～300 分钟的中等强度有氧运动或 75～150 分钟的剧烈运动。国家体育总局发布的《全民健身指南》中也提到，每周运动 3～7 天，每天 30 分钟以上，可防治疾病，提高生活质量。中等强度的有氧运动主要包括健身走、慢跑（6～8 千米/时）、骑自行车（12～16 千米/时）、登山、爬楼梯、游泳等；大强度运动主要包括跑步（8 千米/时以上）、骑自行车（16 千米/时以上）等。中等强度的有氧运动节奏平稳，是中老年人最安全的体育活动方式。

久坐缺乏运动会引起胆囊结石，与之相对的是，一项多国队列研究发现，体育活动可降低肝胆癌的发病风险。临床和流行病学研究表明，糖尿病、肥胖和超重都与胆囊癌的发病风险呈正相关，内在原因是其干扰葡萄糖、脂质和内源性激素代谢，影响胆囊运动，增加胆结石发生的风险。而有规律的体育运动不仅可以消耗身体能量，调节葡萄糖和脂质的代谢，预防和治疗2型糖尿病，预防和降低身体的肥胖，减少脂肪在体内沉积，还有助于增强胆囊肌肉的收缩力，防止胆囊内胆汁滞留，降低胆系肿瘤的发病率。

《黄帝内经》云："正气存内，邪不可干。"体育运动可改善胆道系统功能，提高机体免疫功能，增强抗病能力。对胆系肿瘤患者而言，在通过饮食治疗时，配合低、中强度的有氧运动，如健身走、慢跑、打球、五禽戏、太极拳、八段锦等，更有利于疾病的康复。

肿瘤术后患者，临床上也鼓励积极运动。胆囊癌术后清醒状态下，建议在床上做适量活动，如握拳、屈膝、辅助翻身等。术后若生命体征平稳，建议早期下床活动，无特殊情况可携带引流管、镇痛泵等医疗器械适当进行床边活动，做到循序渐进，量力而行。术后早期活动不仅有利于恢复肠蠕动，减轻腹胀等肠道功能异常症状，促进排便、排尿，还可以促进血液循环，防止下肢血栓的形成，增加肺通气量，减少肺部感染的发生等，这些都有助于患者的康复。

控制情绪，防治焦虑

人的情绪、心态都与人体的身心健康密切相关。现代心理学研究表明，情绪失调会引发人体的内分泌紊乱，同样，内分泌的改变也会影响情绪的变化。由于女性每月雌激素和孕激素呈周期性变化，情绪改变对内分泌的影响特别明显。临床数据显示，胆囊癌患者女性多于男性，这也许是因为雌、孕激素加速了胆固醇的合成，使胆汁中胆固醇含量升高，造成胆汁淤积和胆结石的风险增加。与此相对应的是，胆系肿瘤的女性患者，多有性急、易怒、焦躁、失眠等情绪改变。

中医学认为，胆囊疾病和情志不畅具有极为密切的联系。情志内伤、作息紊乱等会导致肝郁气滞，进而使患者有呕吐、气急、两胁胀痛、焦躁、失眠或意志消沉等表现。临床上，大部分胆囊疾病患者性情比较急躁，容易生气、发怒，而怒则伤肝，反而加重疾病。

胆囊癌、胆管癌的病机往往与情志抑郁或暴怒伤肝，使肝失条达，气机阻滞，脉络受阻，使气血郁积胆腑或湿热瘀结中焦，日久而成积聚有关。简单来说，心情不好，不开心或者急躁愤怒，会使人体的肝脏气机不畅，气血不流通，然后时间长了之后，气血瘀积在那里形成了一个肿物。所以，中医多采用疏利肝胆、调畅气机、清胆利湿等方法治疗胆道肿瘤，如柴胡类方、逍遥散等，可起到较为良好的效果。

因此，在日常生活中，患者应保持良好的心态，尤其对胆囊术后患者而言，积极的心态对疾病的康复极为重要。俗语有言"笑一笑，十年少"，看待事物多考虑积极的一面，保持喜悦的心情，减少焦虑，让自己拥有一双发现美的眼睛。当心情不好时，应及时地宣泄出去，不要憋在心里，适当的情绪表达有助于情绪的疏解。作为患者的亲属、朋友或同事等，可多给予关爱、赞美。女性敏感性高，在遇到应激情景时更渴望他人的照顾和关爱，多一分关怀，就能多减轻一分患病的痛苦，也能多给予一分重拾生活的信心。总之，积极的认知情绪对肝胆系肿瘤有很好的防治效果，减轻焦虑，相应地，也会降低应激性失眠的易感性。

胆囊癌、胆管癌饮食预防原则歌

早餐重要不能少，鸡蛋牛奶助排胆；

糖脂蛋白适量摄，健康生活有益处。

油炸煎烤宜少食，荤素搭配营养齐；

蔬菜水果保平安，洋葱大蒜防癌病。

维生素，纤维素，消炎利胆大便顺；

胆囊空，胆管通，心情舒畅身体强。

食疗推荐方

清炒生菜

食材：生菜 500 克，蒜、食盐、食用油各适量。

做法：先将生菜洗净，蒜切片。再将食用油倒入炒锅中烧滚，放入蒜，锅里爆香后倒入生菜翻炒，加入适量的食盐即可。

功效：减肥瘦身，清肝利胆。

蒜蓉蒲公英

食材：蒲公英 500 克，蒜蓉、鸡精、芝麻油各适量。

做法：先将蒲公英清洗干净，放入沸水中烫一下，捞出放凉，把多余的水分挤干，将蒲公英切碎放入盘中。再放入蒜蓉、鸡精、芝麻油拌好即可。

功效：清热利胆，健胃防癌。

蒲公英茶

食材：干蒲公英 75 克。

做法：将蒲公英洗净，放入锅中，加水没过蒲公英，大火煮沸后盖上锅盖，小火熬煮 1 小时，滤除蒲公英，待凉后即可饮用。

功效：清热利胆。

黄瓜汁

食材：黄瓜 2 根，冰糖、蜂蜜各适量。

做法：把黄瓜清洗干净后切成块，放入榨汁机榨汁，可以依个人口味调入冰糖或蜂蜜等。

功效：清热利胆。

冬瓜皮汤

食材：冬瓜皮 60～90 克（鲜品加倍）。

做法：冬瓜皮洗净，加水浓煎，每次饮 1 碗（约 300 毫升），每日 3～4 次。

功效：清热利水疏肝。

芹菜粥

食材：芹菜连根 120 克，粳米 250 克。

做法：把芹菜洗净切碎切细，粳米淘洗干净。锅上火，加适量清水，放入粳米，先用旺火烧开后，改用小火煮 20 分钟，加入芹菜再煮 5 分钟即可。

功效：清热平肝，祛风利湿。

菊花脑汤

食材：菊花脑 250 克，鸡蛋 1 个，食用油、食盐各适量。

做法：将菊花脑洗净沥干，把鸡蛋打入碗内，搅匀，待用。汤锅里放入半锅水烧开，放食用油、食盐，鸡蛋搅拌匀后，倒入锅里，汤开后，放入菊花脑，再烧开即可。

功效：清肝利胆。

燕麦糙米豆浆

食材：黄豆 150 克，燕麦 50 克，糙米 50 克。

做法：先将黄豆浸泡 3 小时，连同其他材料一起放入铁锅中加水蒸熟；再将以上所有材料稍作冷却后置入豆浆机，加温水适量，打成豆浆即可。

功效：利胆降脂。

三 中医智慧：辨证施膳

在临床中，经常会遇到许多胆囊癌、胆管癌患者询问中医师如何认识这些肿瘤？如何进行饮食调理，合理地服用药膳？

何裕民教授多年来一直提倡在给患者中西医结合治疗的基础上，辅以饮食治疗，以提高治疗效果，延长患者的生存期。临床中，他常常根据自己 40 余年的临床治疗、膳食调理的理论和实践，应用中医理论对胆囊癌、胆管癌患者进行辨证施膳，提出针对性的饮食建议，患者更愿意接受，治疗效果较好。

为什么要辨证服用药膳呢？临床上常听到病友在互相交流，同样都是胆囊癌、胆管癌，但每个人的症状并不相同，有的以腰腹部疼痛为主，有的以黄疸为主，有的以恶心呕吐为主，等等，从中医角度来说，每个人表现的症状不同，辨证不同，则治疗用药也不同，服用药膳亦是不同。

 药食同源：食医显佳效

《黄帝内经太素》言："空腹食之为食物，患者食之为药物。"人们在长期生活实践过程中认识到许多食物可以药用，许多药物也可以食用，两者之间很难严格区分。许多食物既是食物也是药物，食物和药物一样都能够防治疾病，这就是药食同源。

药膳是中国传统医学知识与烹调经验相结合的产物，是以药物和食物为原料，经过烹饪加工制成的一种具有食疗作用的膳食。胆囊癌、胆管癌作为消化系统的肿瘤，其形成与饮食习惯密切相关。同样，在应用药物治疗、手术治疗等方法的同时，辅以饮食疗法，日积月累，从量变到质变，会起到药物所不能达到的效果。药膳"寓医于食"，既将药物作为食物，又将食物辅以药用；既具有营养价值，又可防病治病、强身健体、延年益寿。

清热利湿除胆癌

饮食建议

笔者在门诊时曾遇到一位李姓胆囊癌患者，主要表现为面色青黑，形体消瘦，皮肤、巩膜黄染，寒热往来，持续低热（体温37.2℃），口苦咽干。右上腹持续性绞痛，阵发性加剧，并放射至右肩背、胸胁等部位，夜间疼痛加重，持续不停，难以入寐，浑身瘙痒难耐。食欲不振，呕恶，脘腹胀痛，大便秘结，小便黄赤，舌质色红，苔黄腻，脉濡数。腹部检查右上腹胆囊区可扪及肿块，质地坚硬、固定，有结节样感，腹肌紧张，胆囊区压痛、反跳痛。辨证：胆腑湿热，气阻血瘀。除常规药物治疗外，还嘱以药膳辅助治疗，嘱其回家服用双全薏苡仁粥，每天分3次服用。服用3个月后黄疸缓解，疼痛减轻，体力较前略改善，纳食略增加，舌红苔薄。续服5个月后，全身症状减轻。

有的胆管癌或胆囊癌的患者感到右上腹胀痛或隐痛，可放射到腰背部，全身及双眼发黄，黄色鲜明如橘子皮，同时伴有饮食减少或没有胃口，不想吃饭，时有恶心，便秘，大便呈陶土状，舌苔黄腻等症状，这就是典型的湿热蕴蒸的证候。对于此类证候，多推荐具有清热利湿、疏肝利胆作用的食物或药膳，如赤小豆、薏苡仁、芹菜、蒲公英、苦瓜、苦菜、鱼腥草、车前草、马齿苋、绿豆、大麦、苋菜、番茄、西瓜、莴苣、丝瓜、萝卜、茄子、绿茶等。对于狗肉、羊肉、鳝鱼、韭菜、生姜、辣椒、酒、胡椒、八角、火锅及烧烤油炸之品具有助火留湿的饮食，要避而远之。

食疗推荐方

绿豆薏苡仁粥

食材：绿豆 50 克，薏苡仁 50 克，粳米 50 克，糙米 50 克，百合 20 克。

做法：糙米、薏苡仁、粳米、绿豆洗净，泡水 2 小时备用；百合洗净；将所有材料放入锅中，加入适量水煮开；转小火边搅拌边熬煮 30 分钟，至熟烂粥浓即可。

功效：清热解毒、健脾祛湿。绿豆性寒，具有清热解毒、消暑、利水的功效；薏苡仁性微寒，具有利水消肿、健脾止泻的功效，同时还有滋补、解热的作用；百合性寒，具有补肺阴、清肺热、止咳祛痰的功效；粳米具有补中益气、健脾养胃、止烦止渴的功效；糙米是没经过加工的谷粒，性温，具有健脾开胃、润肠通便、降脂降糖、减肥瘦身以及强健骨骼等功效。

赤小豆薏苡仁排骨汤

食材：排骨 400 克，赤小豆 30 克，薏苡仁 30 克，芡实 30 克，干山药 20 克，姜片、葱、食盐各适量。

做法：赤小豆、薏苡仁洗净后放入水中浸泡 2 小时；将排骨放入凉水中，水开后撇去浮沫，捞出排骨，冲净血水；砂锅中水将沸时放入排骨、薏苡仁、赤小豆、芡实、葱、姜片同煮，大火煮开，小火继续煮 2 小时；放入干山药，继续煮 20 分钟，加食盐调味即可。

功效：清热利水、解毒祛湿。排骨性平，具有补血益气的功效；赤小豆性平，具有利水消肿、清热退黄、解毒排脓的功效；薏苡仁性微寒，具有利水消肿、健脾止泻的功效；芡实性平，具有健脾利胃、益气养血的功效；山药又名薯蓣，性平，味微涩，具有滋肾益精、益肺止咳、降低血糖、健脾益胃、助消化、聪耳明目的功效。

芦笋玉米须薏苡仁粥

食材：芦笋 50 克，玉米须 20 克，薏苡仁 50 克，粳米 50 克。

做法：先将鲜芦笋洗净，切碎后盛入碗中，备用。再将玉米须洗净，切成小段，放入双层纱布袋中，扎紧袋口，与洗干净的薏苡仁、粳米一同放入砂锅，加水适量，大火煮沸后，改用小火煨煮 30 分钟，取出玉米须纱袋，滤尽药汁，调入切碎的芦笋，继续用小火煨煮至薏苡仁熟烂如酥，粥黏稠即成。早晚 2 次分服，食粥，嚼服薏苡仁、芦笋。

功效：清热利湿、抗癌退黄。芦笋性温，具有健脾益气、滋阴润燥、生津解渴、清热润喉、利尿等功效；玉米须性平，具有利尿消肿、清肝利胆的功效；薏苡仁性微寒，具有利水渗湿、健脾除痹、清热排脓的功效；粳米药性平和，具有补气生津、健脾止泻的功效。

双金薏苡仁粥

食材：金钱草 50 克，郁金 15 克，虎杖 20 克，薏苡仁 150 克，粳米 100 克。

做法：将金钱草、郁金、虎杖、薏苡仁煎煮 30 分钟后去渣，药液加入粳米煮粥，一天分 3 次服用。

功效：清热利湿、疏肝利胆。金钱草性微寒，具有利湿退黄、利尿通淋、解毒消肿的功效；郁金性寒，具有活血止痛、行气解郁、清心凉血的功效；虎杖性微寒，具有利湿退黄、清热解毒、祛瘀止痛的功效；薏苡仁性微寒，具有利水渗湿、健脾止泻、解毒散结的功效；粳米药性平和，具有补气生津、健脾止泻的功效。

牡蛎玉米须薏苡仁粥

食材：鲜牡蛎肉 100 克，玉米须 50 克，薏苡仁 50 克，粳米 100 克。

做法：先将鲜牡蛎肉洗净，切碎后盛入碗中，备用。再将玉米须洗净，切成小段，放入双层纱布袋中，扎紧袋口，与洗干净的牡蛎肉、薏苡仁、粳米同放入砂锅，加水适量，大火煮沸后，改用小火煨煮 30 分钟，取出玉米须纱袋，滤尽药汁，继续用小火煨煮至薏苡仁熟烂如酥，粥黏稠即成。早晚 2 次分服，食粥，嚼服薏苡仁、牡蛎。

功效：清热利湿、抗癌退黄。牡蛎肉性平，具有养血安神、软坚消肿的功效；玉米须性平，具有清热利湿、利尿消肿、清肝利胆的功效；薏苡仁性微寒，具有利水渗湿、健脾除痹、清热排脓的功效；粳米药性平和，具有补气生津、健脾止泻的功效。

清热解毒，祛瘀散结治胆癌

饮食建议

笔者在门诊时曾接诊过一位赵姓胆囊癌患者，主要表现为身如金黄、高热烦渴、腹胀满疼痛、神昏谵语，或衄血、便血，右上腹积块痛不可触、口苦口干、大便燥结、舌质红绛、苔黄而燥、脉弦数。辨证：热毒炽盛。治法：清热解毒、凉血养阴。除了中药治疗外，给予车前草蜜饮，每天 2 次，上下午分服。服用 30 天后黄疸稍缓解，高热烦渴基本消失，腹胀痛略缓解，体力稍增，纳食较前改善，舌红苔薄。续服 5 个月后，腹胀痛缓解，纳食增加。

若胆管癌或胆囊癌的患者感到右上腹胀痛，出现发热口渴，眼巩膜及全身皮肤发黄，便秘，小便短黄赤，牙龈出血，舌苔黄腻而干，脉弦数等症状，以发热为主，一派热象，这就是典型的热毒炽盛的证候。对于此类证候，推荐多食用具有清热解毒、疏肝利胆作用的食物或药膳，建议在日常生活中可多吃蒲公英、芹菜、苦瓜、车前草、垂盆草等。对于龙眼肉、荔枝、核桃、石榴、韭菜、狗肉、羊肉、鳝鱼、生姜、辣椒、酒、胡椒、八角、火锅及烧烤煎炸之品，要避而远之。

食疗推荐方

车前草饮

食材：车前草 15 克。

做法：将车前草洗净入锅，加水 250 毫升，用大火煎煮 1 小时后，去渣取汁即成。每天 2 次，上下午分服。

功效：清热解毒、抗癌。车前草性寒，具有清热、利尿通淋、祛痰、凉血、解毒的功效。

云南白药拌大蒜卷心菜

食材：云南白药 2 克，紫皮大蒜头 20 克，卷心菜 100 克，食盐、酱油、醋、芝麻油、姜丝各适量。

做法：将卷心菜叶片掰开，洗干净，用温开水冲洗一下，切成丝，放入碗中，加适量食盐，抓揉均匀，待用。将紫皮大蒜头除去外皮，洗净大蒜瓣，切碎，剁成茸糊状，放入盘碗内，加入除去渍水的卷心菜丝和云南白药，并加酱油、醋、芝麻油及少许姜丝，拌和均匀，即成。佐餐当菜，随意服食，吃卷心菜丝，嚼食蒜茸，当天吃完。

功效：清热解毒、化瘀止痛。云南白药具有化瘀止血、活血止痛、解毒消肿的功效；大蒜性温，具有解毒、消肿、杀虫的功效；卷心菜性平，具有清利湿热、散结止痛、益肾补虚的功效。

败酱卤鸡蛋

食材：败酱草 15 克，鸡蛋 2 个。

做法：败酱草加水煮成败酱卤，用败酱卤汁煮鸡蛋连汤服，每天 1 次。

功效：清热解毒、安神润燥。败酱草性凉，具有清热解毒、祛痰排脓的功效；鸡蛋性平，具有养心安神、补血、滋阴润燥的功效。

蒲公英薏苡仁粥

食材：薏苡仁 30 克，茯苓 20 克，蒲公英 15 克，木瓜 15 克，粳米 60 克。

做法：将上述前 4 种食材放入砂锅内，加入清水 800 毫升，武火烧开，改用文火煎煮 20 分钟，去渣留汁锅内。粳米淘洗干净，放入锅内，文火熬煮成粥。每天 2 次，温热服食。

功效：清热解毒、利水利湿。蒲公英性寒，具有清热解毒、消肿散结的功效；薏苡仁性微寒，具有利水渗湿、健脾止泻、解毒散结的作用；茯苓性平，具有利水渗湿、健脾的功效；木瓜性温，具有平肝和胃的功效；粳米药性平和，具有补气生津、健脾止泻的功效。

温里助阳，利湿退黄治胆癌

饮食建议

笔者在病房曾治疗过一位刘姓胆管癌患者。主要表现为右胁腹隐痛或胀痛，右上腹包块明显。黄疸晦暗，纳少脘闷，或见大便不实，神疲畏寒，舌质淡苔腻，脉象濡缓。辨证：寒湿瘀滞。治法：温中散寒、健脾利胆、除湿退黄。除了中药治疗外，给予鲤鱼白术粥，每天 3 次服用。服用 2 个月后黄疸略减轻，包块较前略缩小，腹部疼痛较前减轻，体力较前增加，纳食较前改善。续服 6 个月后，全身症状较前好转。

如果患者出现右胁腹隐痛或胀痛，右上腹包块明显，黄疸灰暗无光泽，食少胸腹满闷，或见大便溏不成形，乏力畏寒，舌质淡苔腻，脉象濡缓等症状，这就是典型的寒湿阻滞的证候。多因脾阳虚衰、寒湿停滞所致，治疗当温里助阳、利湿退黄。对于此类证候，多推荐具有温里助阳、利湿退黄、疏肝利胆作用的食物或药膳，如薏苡仁、山药、生姜、大枣、干姜、肉桂、小茴香、韭菜等食物。对于寒凉食物如雪糕、冰淇淋、冷饮等，要避而远之。

食疗推荐方

大蒜饮

食材：大蒜头 15 克。

做法：将大蒜头去皮洗净，切片，放入锅中，加水适量，煎煮 20 分钟即成。一次顿服。

功效：温阳抗癌。大蒜性温，具有解毒消肿、杀虫、止痢、行气消滞、暖胃健脾的功效。适用于胆管癌、胆囊癌寒湿阻滞表现者。

鲤鱼白术粥

食材：鲤鱼（切片）100 克，炒白术 30 克，生姜 9 克，肉桂 3 克，粳米 250 克，葱白 1 根。

做法：先将炒白术、肉桂、生姜加水适量煎取药汁，粳米洗净入锅，加药汁、鲤鱼、葱白、清水适量，用武火煮至烂熟后，去鲤鱼喝粥。

功效：温中散寒、健脾利胆、除湿退黄。鲤鱼性平，具有健脾和胃、利水下气的功效；炒白术性温，具有健脾益气、燥湿利水的功效；肉桂性大热，具有补火助阳、引火归元、散寒止痛、温通经脉的功效；粳米性平，具有健脾胃、补中气、固肠止泻的功效；生姜性微温，具有温中止呕的功效。

山药白术白芍茯苓羹

食材：山药 30 克，白术 30 克，白芍 30 克，生姜 12 克，茯苓 60 克。

做法：将山药、白术、茯苓、白芍、生姜分别拣净，洗净，晒干或烘干，共研成细粉，放入砂锅，加水适量，煨煮成稠羹，用湿淀粉勾薄芡即成。每天早晚 2 次分服。

功效：散寒利水、祛寒除湿。山药性平，具有补脾肺肾的功效；白术性温，具有健脾益气、燥湿利水的功效；白芍性微寒，具有柔肝止痛的功效；生姜性微温，温中散寒止呕；茯苓性平，具有利水渗湿、益脾和胃的功效。

莲子山药干姜粥

食材：莲子 20 克，山药 30 克，炒白术 12 克，干姜 6 克，大枣 20 克，粳米 100 克，葱白 1 根。

做法：先将莲子、炒白术、山药、干姜、大枣加水适量煎取药汁，粳米洗净入锅，加药汁、葱白、清水适量，用武火煮沸，改用文火煮至烂熟后即成。每天早晚 2 次分服。

功效：健脾除湿、散寒养血。莲子性平，具有补脾止泻的功效；山药性平，具有补脾肺肾、涩精止带的功效；炒白术性温，具有健脾益气、燥湿利水的功效；干姜性热，具有温中散寒、回阳通脉的功效；大枣性温，具有补中益气、养血安神、调和诸药的功效；粳米性平，具有健脾胃、补中气、固肠止泻的功效。

小茴香韭菜粥

食材：小茴香 6 克，炒白术 30 克，生姜 9 克，韭菜 10 克，粳米 100 克。

做法：先将小茴香、炒白术、生姜加水适量煎取药汁，粳米洗净入锅，加药汁、清水适量，用武火煮沸，改用文火煮至烂熟后，加入韭菜稍煮后即成。每天早晚 2 次分服。

功效：温中散寒、健脾利胆、除湿退黄。小茴香性温，具有散寒止痛、理气和胃的功效；炒白术性温，具有健脾益气、燥湿利水的功效；韭菜性温，具有补肾助阳、温中行气、散瘀解毒、润肠通便的功效；粳米性平，具有养阴生津、除烦止渴、健脾胃、补中气、固肠止泻的功效；生姜性微温，具有温中止呕的功效。

茯苓山药干姜粥

食材：茯苓 20 克，山药 20 克，干姜 6 克，大枣 20 克，粳米 100 克，葱白 1 根。

做法：先将茯苓、山药、干姜、大枣加水适量煎取药汁，粳米洗净入锅，加药汁、葱白、清水适量，用武火煮沸，改用文火煮至烂熟后即成。每天早晚 2 次分服。

功效：温中散寒、健脾利胆、除湿退黄。茯苓性平，具有利水渗湿、益脾和胃的功效；山药性平，具有补脾肺肾的功效；干姜性热，具有温中散寒、回阳通脉的功效；大枣性温，具有补中益气、调和诸药的功效；粳米性平，具有健脾胃、补中气、固肠止泻的功效。

健脾温中，补养气血治胆癌

饮食建议

笔者在门诊时曾治疗过一位马姓肝内胆管癌患者，主要表现为形体消瘦，右胁腹隐痛，可扪及包块，身目俱黄，黄色晦暗，肌肤不泽，神疲畏寒，肢软乏力，纳差少眠，大便溏薄，舌质淡苔腻，脉细。辨证：脾阳虚衰。治法：补肾助阳，健脾养血。除了中药治疗外，给予苁蓉砂仁粥，每天早、晚温食。服用 90 天后黄疸较前缓解，大便较前改善，腹部疼痛较前略改善，乏力减轻，纳食较前增加。续服 120 天后，黄疸缓解，大便成形，腹部疼痛较前减轻。

该患者出现身体消瘦，右下胸及右上腹隐痛，右上腹包块明显，全身皮肤萎黄灰暗没有光泽，饮食减少，乏力明显，失眠，胸腹满闷，大便溏不成形，舌质淡苔腻，脉细或濡等症状，这就是典型的脾阳虚衰的证候。对于此类证候，根据健脾温中、补养气血的治疗原则，多推荐具有健脾温中、补养气血作用的食物或药膳，如砂仁、肉苁蓉、大枣、龙眼肉、枸杞子、鸡、鸭、鱼肉、山药、板栗、香菇、莲子等。对于生冷瓜果、凉性及性偏寒凉的食物不宜吃，而肥腻、油煎、质粗坚硬等难以消化的食物，也要避而远之。

肉苁蓉砂仁粥

食材：肉苁蓉 15 克，砂仁 9 克，粳米 100 克，食盐少许，葱白 2 根，生姜 3 片。

做法：将肉苁蓉洗净后切细，肉苁蓉取汁去渣，放入适量清水，入砂仁、粳米同煮，待煮沸后，再加入食盐、生姜、葱白煮成稀粥。每天早、晚温食。

功效：补肾助阳、健脾养血。肉苁蓉性温，具有补肾阳、益精血的功效；砂仁性温，具有温脾止泻、化湿开胃的功效；生姜性微温，具有温中健脾的功效；粳米性平，具有健脾胃、补中气、固肠止泻的功效；葱白性温，具有散寒通阳的功效。

砂仁猪肚汤

食材：砂仁 4 克，当归 6 克，猪肚 250 克。

做法：将猪肚翻洗干净；将当归与砂仁一起纳入猪肚里面，扎紧两端。加清水适量，武火（即猛火）煮沸后，改用文火煮 2 小时至熟烂，捞起猪肚切块，调味即可。佐餐当菜，吃猪肚饮汤。

功效：补养气血、健脾除湿。砂仁性温，具有醒脾、化湿开胃的功效；当归性温，具有补血、润肠通便的功效；猪肚性微温，具有健脾胃、补虚损、通血脉、利水的功效。

刀豆炒肉片

食材：鲜刀豆 30 克，猪瘦肉 60 克，大蒜苗 15 克，植物油、食盐各适量。

做法：将刀豆洗净后捣碎，猪瘦肉洗净并切片，一起放入油锅内，加水、植物油、食盐适量，加入大蒜苗炒熟食用。佐餐食用，每天 1 次。

功效：温补脾胃、解毒抗癌。刀豆性温，具有温中的功效；猪瘦肉性平，具有滋养脏腑、补中益气的功效；大蒜苗性温，具有通肠排便、增强抵抗力、抗癌的功效。

大黄鱼生姜汤

食材：大黄鱼 100 克，生姜 6 克，芝麻油、食盐少许。

做法：将大黄鱼洗净，切碎，与生姜置于锅中，加水适量，文火煮汤。待汤沸鱼熟后再加入少许芝麻油、食盐调味食用。每天 1 次，趁热食之。

功效：温补脾胃、解毒抗癌。大黄鱼性平，具有健脾益气、开胃的功效；生姜性微温，具有温中散寒、益脾胃的功效。

辨症调饮食

在临床中，我们发现胆管癌、胆囊癌患者会出现不同的症状，如恶心呕吐、癌因性乏力、发热畏寒等，饮食调理就有所区别。笔者在长期临床实践中，常嘱患者在服药的同时，要配合饮食疗法，疗效颇佳。本书所列的饮食建议，其中有一部分就是患者自己的经验之谈。在此推荐给大家以供参考。

黄疸饮食应分型

饮食建议

笔者在门诊时曾接诊一位雷姓胆囊癌患者，主要表现为全身黄疸，黄色鲜亮如橘皮，右上腹积块痛不可触，口苦口干，大便燥结，舌质红绛，苔黄而燥，脉弦数。辨证：热毒炽盛。治法：清热解毒、凉血养阴。除了中药治疗外，给予茵陈茶，每天2次，上下午分服。服用90天后黄疸较前略好转，大便较前通畅，腹部疼痛较前减轻，舌略黄苔干。续服120天后，口苦口干减轻，大便较前通畅。

该患者以黄疸色鲜亮，右上腹疼痛，口苦口干，大便燥结为主要症状，辨证为热毒炽盛，治以清热解毒、凉血养阴，辅以清热利湿的茵陈茶，起到了良好的疗效。

大多数胆囊癌、胆管癌患者以黄疸为主要症状，但不同患者的黄疸颜色却不一样，有面目皮肤色黄，像橘皮的颜色，特别鲜亮；有的黄色偏暗，以黑黄或暗黄为主。黄疸的颜色不一样，临床辨证亦不同。色黄鲜亮如橘皮的，称为阳黄，辨证以湿热为主，其中又分热重于湿、湿重于热两种类型，以热重于湿的，主要给予清热通腑、利湿退黄的食物或药膳；以湿重于热的，主要给予利湿化浊退黄的食物或药膳。黄疸以暗黄为主的，称为阴黄，辨证为寒湿阻遏，建议予以温中化湿、健脾和胃的食物或药膳。

食疗推荐方

茵陈煲大枣

食材：茵陈 30 克，大枣 18 克。

做法：将茵陈和大枣略浸泡洗去浮灰，放入锅中，添入 2 000 毫升水。烧开后，转小火煮 30 分钟到大枣变大变软，汤色变深，关火晾凉。不需加糖，晾凉即可饮用，热饮也可以。

功效：清热解毒、利湿退黄。茵陈性微寒，具有清利湿热、利胆退黄的功效；大枣性温，具有补脾胃、益气血、安心神、调和营卫、缓和药性的功效。适用于胆管癌、胆囊癌黄疸为阳黄者。

溪黄草煲猪肝

食材：溪黄草 20 克，猪肝 100 克。

做法：先用凉水泡溪黄草 40 分钟（水漫过溪黄草，泡透）后，再放在火炉上煮 20 分钟。将猪肝切成片剔除肝上白点，放入药罐煮 5 分钟，灭火，倒入碗中。再加水煮，连续煮 3 次，倒入一起搅匀，分 3 次喝。

功效：清热解毒、疏肝散瘀、退黄。溪黄草（俗称土黄连）性寒，具有清热利湿、凉血散瘀的功效；猪肝性温，具有养肝补气健脾的功效。适用于胆管癌、胆囊癌黄疸为阳黄、急黄者。

丹参灵芝煲田鸡

食材：丹参 30 克，灵芝 15 克，田鸡（青蛙）250 克，食盐适量。

做法：将田鸡去皮和内脏后洗净，同丹参、灵芝一起放入锅中煲汤，食盐调味，饮汤食肉。

功效：清热解毒、疏肝散瘀、退黄。丹参性微寒，具有活血祛瘀、凉血消痈的功效；灵芝性平，具有补气抗癌的功效；田鸡性凉，具有清热解毒、补虚的功效。适用于胆管癌、胆囊癌黄疸为阴黄者。

茵陈茶

食材：茵陈 15 克，车前子 12 克。

做法：将以上两种食材放入养生壶内，煎水代茶饮。

功效：清热利湿、疏肝利胆。茵陈性微寒，具有清利湿热、利胆退黄的功效；车前子性微寒，具有清热、利尿、渗湿的功效。此茶适用于胆管癌、胆囊癌黄疸为阳黄者。

蒲公英薏苡仁粥

食材：蒲公英 15 克，薏苡仁 50 克，粳米 100 克。

做法：将蒲公英洗净，放入双层纱布袋中，扎紧袋口，与洗干净的薏苡仁、粳米同放入砂锅，加水适量，大火煮沸后，改用小火煨煮 30 分钟，取出蒲公英纱袋，滤尽药汁，继续用小火煨煮至薏苡仁熟烂如酥，粥黏稠即成。每天早晚 2 次分服，食粥，嚼服薏苡仁。

功效：清热利湿、抗癌退黄。蒲公英性寒，具有清热解毒、消肿散结、利尿通淋的功效；薏苡仁性微寒，具有利水渗湿、健脾除痹、清热排脓的功效；粳米药性平和，具有补气生津、健脾止泻的功效。此粥适用于胆管癌、胆囊癌黄疸为阳黄者。

抗癌止痛需辨证

饮食建议

　　笔者曾在消化内科会诊过一位雷姓胆囊癌患者，他出现右上腹疼痛、乏力、心烦易怒、舌质红、苔黄而燥、脉弦数。除了中药治疗外，给予三七元胡大蒜糊，每天 2 次，上下午分服。服用 50 天后右上腹疼痛较前减轻，体力较前增加，纳食略改善，舌红苔薄。续服 120 天后，腹部疼痛减轻，乏力好转，纳食较前改善。

　　该患者疼痛以右上腹时发胀痛或伴刺痛为主，辨证为气滞血瘀，辅以具有理气活血化瘀的三七元胡大蒜糊，起到了良好的疗效。

与患者交流后会发现，同样都是上腹部疼痛，有的人是以隐痛、胀痛为主，有的则以剧痛、绞痛为主。一般来说，胀痛多为气滞，主要给予疏肝理气、抗癌止痛的食物或药膳；绞痛多以血瘀为主的，主要给予活血行气、抗癌止痛的食物或药膳。

食疗推荐方

茯苓郁金饮

食材：茯苓 30 克，郁金 30 克。

做法：将茯苓、郁金洗净，晒干或烘干，切成片，同放入砂锅中加水浸泡片刻，浓煎 30 分钟，过滤去渣，滤汁即成。每天早晚 2 次分服。

功效：行气活血、抗癌止痛。茯苓性平，具有利水渗湿、补中健脾、宁心安神的功效；郁金性寒，具有活血止痛、行气解郁、清心凉血、利胆退黄的功效。适用于胆管癌、胆囊癌隐痛或胀痛者。

三七元胡大蒜糊

食材：三七 10 克，延胡索 10 克，大蒜 50 克。

做法：将三七、延胡索（元胡）洗净后晒干，研成细末，充分拌和均匀，备用。将紫皮大蒜洗净，切碎，剁成大蒜茸糊，拌入三七、延胡索细末，可酌加温开水适量，搅拌成糊状即成。每天早晚 2 次分服。

功效：活血行气、抗癌止痛。三七性温，具有散瘀止血、消肿定痛的功效；延胡索性温，具有活血化瘀、行气止痛的功效；大蒜性温，具有解毒、消肿、杀虫的功效。适用于胆管癌、胆囊癌兼有胀痛表现者。

佛手青皮郁金饮

食材：佛手 20 克，青皮 15 克，郁金 10 克。

做法：将佛手、青皮、郁金入锅，加水适量，煎煮 2 次，每次 20 分钟，过滤出滤汁，待滤汁转温即成。每天早晚 2 次分服。

功效：疏肝理气、抗癌止痛。佛手性温，具有疏肝理气、和胃止痛、燥湿化痰的功效；青皮性温，具有疏肝破气、消积化滞的功效；郁金性寒，具有活血止痛、行气解郁、清心凉血、利胆退黄的功效。适用于胆管癌、胆囊癌兼有胀痛表现者。

青柑皮橘皮粉

食材：青柑皮粉 50 克，橘皮粉 100 克。

做法：青柑皮粉与橘皮粉充分搅拌均匀，瓶装，防潮。每天 3 次分服。

功效：疏肝理气、抗癌止痛。青柑皮性温，具有疏肝止痛、消积化滞的功效；橘皮性温，具有行气止痛、健脾燥湿的功效。适用于胆管癌、胆囊癌兼有胀痛表现者。

川芎三七元胡粥

食材：川芎粉 10 克，三七粉 10 克，延胡索粉 10 克，粳米 100 克。

做法：将川芎粉、三七粉、延胡索粉充分拌和均匀，备用。将淘洗干净的粳米入锅，加水适量，武火煮沸，改文火煮至粥稠，将川芎粉、三七粉、延胡索粉放入粥中即成。每天早晚 2 次分服。

功效：活血行气、抗癌止痛。川芎性温，具有活血行气、祛风止痛的功效；三七性温，具有散瘀止血、消肿定痛的功效；延胡索性温，具有活血化瘀、行气止痛的功效；粳米药性平和，具有补气生津、健脾止泻的功效。适用于胆管癌、胆囊癌兼有绞痛或剧痛者。

吃不下：如何改善胃口

饮食建议

> 笔者在病房曾治疗过一位贺姓胆管癌患者，主要表现为食少、乏力、神疲畏寒，舌质淡苔腻，脉象濡缓。辨证：寒湿瘀滞。治法：温中散寒、健脾利胆、除湿退黄。除了中药治疗外，给予消食粥，每天3次服用。服用50天后，食少、乏力较前略改善。续服90天后，食少、乏力改善，神疲畏寒减轻。

胆系肿瘤患者吃不下多是以脾胃虚弱为主，主要给予补益脾胃、健脾消食的食物或药膳；也有部分患者是以积滞伤脾、腹部胀满为主，主要给予健脾行气、消食化积的食物或药膳。

食疗推荐方

消食粥

食材：炒山楂10克，山药30克，炒麦芽30克，粳米50克。

做法：先将炒山楂、山药洗净后切片，与炒麦芽及淘洗干净的粳米一同入锅，加水适量，武火煮沸，改文火煮至粥稠即成。每天早晚 2 次分服。

功效：健脾开胃。炒山楂性微温，具有消食健胃、疏肝解郁的功效；山药性平，具有益气养阴、补脾肺肾的功效；炒麦芽性平，具有行气消食、健脾开胃、回乳的功效；粳米药性平和，具有补气生津、健脾止泻的功效。此粥适用于胆管癌、胆囊癌兼有脾胃虚弱、食欲不振者。

黄芪山药羹

食材：黄芪 30 克，山药 30 克。

做法：将黄芪放入锅中，加水煮 30 分钟，去渣，加入山药，再煮 30 分钟即成。每天早晚 2 次分服。

功效：益气健脾、增食欲。黄芪性微温，具有健脾补气的功效；山药性平，具有补脾肺肾的功效。此羹适用于胆管癌、胆囊癌兼有脾胃虚弱、不欲饮食者。

消滞饮

食材：鲜山楂 20 克，白萝卜 30 克，陈皮 6 克，大枣 6 克。

做法：将鲜山楂、白萝卜、陈皮洗净后切丝，加入大枣，共放入锅中，加适量清水，用武火烧开后改用文火煨 30 分钟，然后用干净纱布过滤，去渣取汁，每次服用 20 毫升，每天 3 次，连饮 3 天为 1 个疗程。

功效：健脾行气、消食化积。山楂性微温，具有消食健胃、行气散瘀、化浊降脂的功效；白萝卜性凉，具有清热化痰、生津止渴、凉血、利尿通淋、益胃消食、下气宽中的功效；陈皮性温，具有理气健脾、燥湿化痰的功效；大枣性温，具有补中益气、养血安神、缓和药性的功效。此方适用于胆系肿瘤兼有食欲不振、积滞伤脾、腹部胀满、消化不良者。

焦三仙谷芽粥

食材：炒山楂10克，炒神曲10克，炒麦芽30克，炒谷芽30克，粳米50克。

做法：先将炒山楂洗净后切片，与炒神曲、炒麦芽、炒谷芽及淘洗干净的粳米一同入锅，加水适量，武火煮沸，改文火煮至粥稠即成。每天早晚2次分服。

功效：健脾开胃。炒山楂性微温，具有消食健胃、疏肝解郁、活血化瘀的功效；炒神曲性温，具有健脾和胃、消积化食的功效；炒麦芽性平，具有行气消食、健脾开胃的功效；炒谷芽性温，具有消食和中、健脾开胃的功效；粳米性平，具有补气生津、健脾止泻的功效。此粥适用于胆管癌、胆囊癌兼有脾虚胃弱、消化不良者。

砂仁炒鸡内金陈皮粥

食材：砂仁6克，炒鸡内金6克，炒麦芽30克，陈皮9克，粳米100克。

做法：先将砂仁、炒鸡内金、陈皮洗净后切片，与炒麦芽及淘洗干净的粳米一同入锅，加水适量，武火煮沸，改文火煮至粥稠即成。每天早晚2次分服。

功效：健脾开胃。砂仁性温，具有化湿开胃的功效；炒鸡内金性平，具有消食化滞的功效；炒麦芽性平，具有行气消食、健脾开胃的功效；粳米药性平和，具有补气生津、健脾止泻的功效。此粥适用于胆管癌、胆囊癌兼有脾虚胃弱、消化不良者。

恶心、呕吐：怎么吃管用

饮食建议

笔者在门诊时曾遇一位华姓胆管癌患者，主要表现为恶心、呕吐、食少、乏力、神疲畏寒，舌质淡苔腻，脉象濡缓。除了中药治疗外，给予双姜粥，每天 3 次分服。服用 10 天后，恶心、呕吐较前稍减轻，纳食较前稍增加，乏力感略减轻。续服 60 天后，上述症状减轻。

该患者恶心、呕吐，同时伴神疲畏寒，是一个以脾胃虚寒为主的证候，故予以温阳暖脾的双姜粥。有的患者恶心、呕吐是以胃热为主的，主要给予清胃热、止呕的食物或药膳；以阳明腑实为主的，主要给予清热解毒、通腑泄热的食物或药膳；以脾胃虚寒为主的，主要给予温胃止呕的食物或药膳。

大部分化疗药物都可引起恶心、呕吐等胃肠道反应，尤其多见于含铂类的化疗方案。患者恶心、呕吐时，胃的消化功能差，尽量避免摄入蛋类、肉类食物，以免加剧对胃肠消化道的刺激。避免摄入过冷、过热的食物，建议少食多餐，吐后不可立即进食，以免症状加重。

严重呕吐时，勿摄入任何食物或饮水。呕吐症状有所改善后，可尝试流质或半流质饮食，如稀饭、清汤、麦片粥、藕粉或面条等，再慢慢地过渡到正常饮食。鼓励患者尽量摄取水分，如汤、果汁、白开水等，每天不少于 2 500 毫升，以促进毒性代谢产物的排出。忌食含糖高的食物，如麦芽糖、甜饮料等。忌食一切易致胀气的食物，如牛奶、豆制品、含淀粉高的食物（如土豆、红薯）等。避免在通风不良、较高温或有油烟味的房间进食。

食疗推荐方

竹茹粥

食材：竹茹 20 克，粳米 100 克。

做法：将竹茹和粳米一同放入锅中，加水适量，共煮成粥。喝粥时去除竹茹。

功效：竹茹除烦止呕，粳米补脾益气，适用于胃热呕吐者。

二豆薏苡仁粥

食材：白扁豆 20 克，赤小豆 20 克，薏苡仁 20 克，粳米 80 克。

做法：先将白扁豆、赤小豆、薏苡仁加水煮，待豆煮熟煮烂后，加入粳米共煮成粥。可向粥内加数滴姜汁，也可加入适量食盐或蜂蜜调味。

功效：白扁豆健脾化湿，赤小豆健脾利水，薏苡仁健脾利湿，粳米补脾益气。适用于脾虚湿盛、呕吐泄泻者。

二芽鸡汤

食材：麦芽 20 克，谷芽 20 克，鸡腿 1 个（去皮），生姜 3 片。

做法：鸡腿洗净切块，和麦芽、谷芽、生姜一同放入锅内，加入适量清水煲汤 1 小时，调味后食用。喝汤吃鸡肉。

功效：鸡肉温中补虚、营养丰富，生姜除肉腥、止呕，麦芽和谷芽消食、疏肝、健脾开胃。此汤适用于呕吐后食欲不振，营养缺乏者。

苹果胡萝卜汁

食材：苹果 150 克，胡萝卜 50 克，生姜 10 克。

做法：苹果削皮、去核，切小丁；胡萝卜削皮洗净，切小丁；生姜切成末。将苹果丁、胡萝卜丁、生姜末放入果汁机中，加入适量饮用水搅打均匀即可。

功效：温中止呕、缓解恶心。苹果性凉，具有生津止渴、清热除烦的功效；胡萝卜性平，具有健脾和中、滋肝明目的功效；生姜性微温，具有解表散寒、温中止呕的功效。此汁适用于胆管癌、胆囊癌兼有脾胃虚寒、恶心呕吐者。

双姜粥

食材：干姜 15 克，高良姜 10 克，粳米 100 克。

做法：将干姜、高良姜分别洗净，切碎；粳米洗净，用水浸泡 30 分钟。锅置火上，加入适量清水，放入粳米、干姜及高良姜，大火煮开，转小火，煮至粥熟即可。

功效：温胃止呕。干姜性热，具有温中散寒、回阳通脉、温肺化饮的功效；高良姜性热，具有温胃止呕、散寒止痛的功效；粳米性平，具有补气生津、健脾止泻的功效。此粥适用于胆管癌、胆囊癌兼有脾胃虚寒、恶心呕吐者。

生姜肉桂饮

食材：鲜生姜 10 克，肉桂粉 3 克，陈皮 6 克。

做法：先将鲜生姜、陈皮分别拣杂、洗净，晒干后切成片或切碎，与肉桂粉同放入砂锅，加水适量，拌匀，浸泡片刻，用中火煎煮 20 分钟，取汁即成。每天早晚 2 次分服。

功效：温胃散寒、降逆止吐。生姜性微温，具有解表散寒、温中止呕、温肺止咳的功效；肉桂性热，具有祛寒止痛、温经活血、温中补阳的功效；陈皮性温，具有理气健脾、燥湿化痰的功效。适用于胆管癌、胆囊癌兼有脾胃虚寒、恶心呕吐者。

生姜陈皮水

食材：生姜9克，陈皮10克。

做法：生姜、陈皮分别洗净，切成丝。生姜和陈皮入锅内，放适量水烧开，煎煮10分钟即可。

功效：健脾理气、温胃止呕。生姜性微温，具有解表散寒、温中止呕的功效；陈皮性温，具有理气健脾、燥湿化痰的功效。适用于胆管癌、胆囊癌兼有脾胃虚寒、气滞恶心呕吐者。

姜汁橘皮饮

食材：鲜生姜20克，新鲜橘皮250克，蜂蜜适量。

做法：将鲜生姜洗净，不去皮切成片或切碎，加温开水适量，在容器中捣烂取汁，兑入蜂蜜调匀，备用。将新鲜橘皮拣杂后洗净，沥水，切成细条状，浸泡于姜汁中腌制7天即成。每天3次，每次20克，饮姜汁，嚼食橘皮。

功效：温胃止呕。生姜性微温，具有解表散寒、温中止呕、温肺止咳的功效；橘皮性温，具有行气、健脾、燥湿、化痰的功效。适用于胆管癌、胆囊癌兼有脾胃虚寒、恶心呕吐者。

发热畏寒：怎么解决

饮食建议

　　笔者有位路姓胆囊癌患者，主要表现为高热烦渴，腹胀满疼痛，神昏谵语，或衄血、便血，右上腹积块痛不可触，口苦口干，大便燥结，舌质红绛，苔黄而燥，脉弦数。辨证：热毒炽盛。治法：清热解毒、凉血养阴。除了中药治疗外，给予双花饮，每天2次，上下午分服。服用30天后，高热烦渴减轻，腹胀满疼痛较前稍减轻，体力较前稍增加，大便较前略通畅。续服60天后，高热烦渴基本控制，腹胀满疼痛较前缓解，大便基本通畅。

　　该患者高热烦渴，同时伴有神昏谵语、大便燥结，是一个以热毒炽盛为主的证候，故予以清热解毒的双花饮用于改善。

　　以热毒炽盛为主的，主要给予清热解毒、生津止渴的食物或药膳；以阳明腑实为主的，主要给予清热解毒、通腑泄热的食物或药膳；以湿热蕴结为主的，主要给予清热解毒、清化湿浊的食物或药膳；以气血两虚为主的，主要给予补气养血、甘温除热的食物或药膳。

　　饮食应以清爽、细软的流质或半流质饮食为主，如米汤、果汁、绿豆汤、小米粥、藕粉、烂面糊等。适当多吃新鲜蔬果及性寒或性平的食物，如冬瓜、甘蓝、茼蒿、芹菜、番茄、豆芽菜、苦瓜、西瓜、草莓、柚子、甘蔗、梨子等。每餐六七分饱为宜。多饮水，每天饮水量宜达2 000毫升。

忌食肥甘、厚味、辛辣食物，如羊肉、牛肉、鳝鱼、鹿肉、胡椒、花椒、生姜等。忌食大热、大补的药物及食物，如阿胶、人参、龙眼肉等。不喝酒、不吸烟，尽量避免烤、炸、煎等烹调方式。

● 食疗推荐方

双花饮

食材：金银花、菊花各 10 克。

做法：将金银花、菊花洗净，放入养生壶中，加适量清水，煮汁代茶饮。

功效：清热解毒、疏风散热。金银花性寒，具有清热解毒、消炎退肿的功效；菊花性微寒，具有散风清热、清热解毒的功效。适用于胆囊癌、胆管癌而见发热、烦渴、咽喉肿痛、疮疖者。

薏苡仁清热茶

食材：薏苡仁 30 克，赤小豆 30 克，淡竹叶、马齿苋各 15 克。

做法：赤小豆和薏苡仁洗净后，放入锅中，用清水浸泡 4 小时以上。泡好后加入淡竹叶和马齿苋一起煮，先用武火煮至水烧开，然后转文火煮 30 分钟，取汁代茶饮。

功效：清热解毒、除烦、利尿。薏苡仁性凉，具有利水渗湿、健脾止泻、解毒散结的功效；赤小豆性平，具有利水消肿、解毒排脓的功效；淡竹叶性寒，具有清热泻火、除烦、利尿的功效；马齿苋性寒，具有清热解毒的功效。此茶适用于胆囊癌、胆管癌而见发热、心烦口渴、口舌生疮、小便淋沥涩痛者。

竹叶芦根茶

食材：淡竹叶 3 克，芦根 6 克。

做法：将淡竹叶、芦根煎水代茶饮。

功效：清热泻火、生津止渴、利水除烦。淡竹叶性寒，具有清热泻火、除烦、利尿的功效；芦根性寒，具有清热泻火、生津止渴、除烦利尿的功效。适用于胆囊癌、胆管癌而见发热、心烦、口干口苦、小便黄者。

绿豆莲藕汤

食材：莲藕 100 克，绿豆 50 克，食盐适量。

做法：莲藕去皮，冲洗干净。绿豆用清水浸泡后取出，填入藕孔中，加清水炖至熟透，加食盐调味即可食用。

功效：清热解毒、消暑利水、健脾开胃。莲藕性寒，具有清热生津的功效；绿豆性凉，具有清热解毒、消暑、利水的功效。适用于胆囊癌、胆管癌而见发热、水肿、小便不利者。

凉拌马齿苋

食材：新鲜马齿苋 100 克，少许酱油和芝麻油。

做法：马齿苋洗净、切断，下沸水锅焯熟捞出，用少许酱油、芝麻油拌匀食用。

功效：清热解毒、凉血止血、止痢。马齿苋性寒，具有清热解毒的功效。适用于胆囊癌、胆管癌而见发热、热毒血痢、热毒疮疡、便血、痔血者。此方胃寒者慎用。

癌因性乏力：如何调理

饮食建议

　　笔者在门诊时曾遇一位华姓胆管癌患者，主要表现为乏力、消瘦、食少、神疲畏寒，舌质淡苔腻，脉象濡缓。除了中药治疗外，给予八宝粥，每天 1 次服用。服用 60 天后，乏力略好转，纳食较前稍增加，神疲畏寒较前稍改善。续服 100 天后，上述症状缓解。

　　该患者乏力消瘦，同时伴有食少神疲，是一个以气虚为主的证候，故予以促进消化、益气安神的八宝粥用于改善。

　　以气虚为主的，主要给予调补气虚的食物或药膳；以血虚为主的，主要给予调补血虚的食物或药膳；以脾胃虚弱为主的，主要给予调补脾胃的食物或药膳；以阴阳气血不足为主的，主要给予补益气血阴阳的食物或药膳。

　　多吃具有补气养血功效的食物，如莲子、山药、大枣、黄鳝等。可适当辨证加入补益虚损的中药，以增强膳食的补益功能。常用的有党参、黄芪、太子参、红景天等。

　　忌吃破气耗气、生冷寒凉的食物，以及油腻厚味、辛辣刺激之品，如香菜、大蒜、胡椒、薄荷、紫苏叶等。

　　食疗推荐方

　　八宝粥

　　食材：泡好的糯米 30 克，泡好的薏苡仁、大麦仁、花生仁、莲子、绿豆、赤小豆各 10 克，龙眼肉、芸豆、大枣、水发银耳各 15 克。

做法：所有食材洗净。锅中加适量水煮开，放大麦仁、薏苡仁、赤小豆、绿豆、芸豆、莲子煮沸，文火煮 30 分钟，放入糯米、花生仁、大枣、龙眼肉、水发银耳，文火煮 20 分钟，再焖 10 分钟即可。每天 1 次服用。

功效：促进消化、益气安神。糯米性温，具有补中益气的功效；薏苡仁性凉，具有利水、健脾的功效；大麦仁性凉，具有益气宽中、消渴除热的功效；花生仁性平，具有补脾益气的功效；莲子性平，具有补脾止泻、止带、养心安神的功效；绿豆性凉，具有清热解毒、消暑、利水的功效；赤小豆性平，具有理气的功效；龙眼肉性温，具有补心脾、益气血的功效；芸豆性平，具有温中下气、利肠胃、止呃逆、补肾的功效；大枣性温，具有补脾胃、益气血、安心神的功效；银耳性平，具有清热养阴、润燥生津、补肺益气的功效。

● 干贝香菇蒸豆腐

食材：豆腐 500 克，香菇粒（干品）10 克，胡萝卜粒 50 克，干贝丝 30 克，生抽 5 克，食盐 2 克，食用油适量。

做法：锅里倒油烧热，将干贝丝爆炒一下，倒入香菇粒和胡萝卜粒翻炒，加少许食盐、生抽，最后倒入泡干贝的水煮开盛起备用。豆腐用水洗一下，切块摆盘，蒸 5 分钟左右倒出多余的水，最后将炒好的干贝、香菇、胡萝卜倒在豆腐上再蒸 8 分钟即可。每天 1 次服用。

功效：补中益气、健脾开胃、强筋壮骨。豆腐性凉，具有生津润燥、补中益气的功效；香菇性平，具有扶正补虚、健脾开胃、抗癌的功效；胡萝卜性平，具有健脾、化滞的功效；干贝性平，具有滋阴、补肾、调中、下气、利五脏的功效；食盐性寒，具有涌吐、清火、凉血、解毒、软坚、杀虫、止痒的功效。

豆浆鲫鱼汤

食材：豆浆 500 毫升，鲫鱼 400 克，葱段 15 克，生姜片 15 克，食盐 3 克，料酒、食用油各适量。

做法：鲫鱼去鳞，除鳃和内脏，清洗干净。锅置火上，倒油烧至六成热，放入鲫鱼两面煎至微黄，下葱段和姜片，淋入料酒，加盖焖一会儿，倒入豆浆，加盖烧沸后转文火煮 30 分钟，放食盐调味即可。每天 1 次服用。

功效：补中益气、滋润养颜。豆浆性平，具有化痰补虚、防病抗癌、增强免疫力的功效；鲫鱼性平，具有健脾利湿、和中开胃、益气止血、温中下气的功效；大葱性温，具有发汗解表、散寒通阳的功效；生姜性微温，具有解表散寒、温中止呕的功效。

党参大枣茶

食材：党参 20 克，红茶 3 克，大枣 10 克。

做法：将党参、大枣加水煎煮 30 分钟，冲泡红茶饮用。

功效：补中益气、养血安神。党参性平，具有补中益气、止渴、健脾益肺、养血生津的功效；红茶性温，具有通泄大便、软坚散结、清热燥湿的功效；大枣性温，具有补脾胃、益气血、安心神的功效。此茶适用于胆囊癌、胆管癌而见乏力者。

红景天芪枣炖瘦肉

食材：红景天 9 克，黄芪 15 克，莲子 10 克，大枣 10 克，猪瘦肉 300 克。

做法：猪瘦肉洗净切块，与洗净的红景天、黄芪、莲子、大枣一同放入砂锅，加适量清水，武火煮沸，转文火熬煮 1 小时即成。

功效：补气养心、养血安神。红景天性寒，具有益气活血、通脉平喘的功效；黄芪性微温，具有健脾补中、升阳举陷、利尿的功效；莲子性平，具有补脾止泻、养心安神的功效；大枣性温，具有补脾胃、益气血、宁心神的功效；猪瘦肉性平，具有润肠胃、生津液、补肾气的功效。适用于胆囊癌、胆管癌而见乏力者。

消腹水：有奇招

饮食建议

笔者有一位杜姓胆管癌患者，主要表现为腹水、腹胀、消瘦、食少、神疲畏寒、舌质淡苔腻、脉象濡缓。除了中药治疗外，给予赤小豆冬瓜鲤鱼汤，每天 2 次，每次服 250 毫升左右。连服 50 天，腹水较前稍减轻，腹胀稍减轻，食少略改善，神疲畏寒较前略有改善。续服 100 天后，上述症状减轻。

该患者腹水、腹胀，同时伴有食少、神疲畏寒，是一个湿热蕴结症状为主的证候，故予以清热利湿、利水消肿的赤小豆冬瓜鲤鱼汤得以改善。

以寒湿困脾症状为主的胆癌腹水患者，主要给予温中健脾、祛湿利水的食物或药膳；以湿热蕴结症状为主的胆癌腹水患者，主要给予清热利湿、攻下逐饮的食物或药膳；以脾肾阳虚症状为主的胆癌腹水患者，主要给予温补脾肾、行气利水的食物或药膳。

同时还需注意饮食的调节，患者因胆汁排泄不畅影响食物的消化和吸收，特别是对脂肪性食物更难消化，患者常表现纳呆、食少、腹胀、大便不调等症状。建议选择易消化吸收并富有营养的食物，如新鲜水果和蔬菜。

晚期胆囊癌腹水患者要注意养生保健、生活规律、合理饮食、保持大便通畅、调节心理、家庭关爱、防感冒、防生气、防劳累等。还要注意饮食保健，可以多吃营养丰富、好吸收、好消化的食物，应口味清淡、少食多餐，多吃新鲜蔬菜瓜果、豆类、蘑菇类食物，多吃汤类、煲类食物，可吃猪肉、鸭肉、鸽子肉。

少吃或不吃高脂肪食物，禁烟酒。胆囊癌腹水患者不要吃牛羊肉、狗肉、辣椒等辛热食物，不要吃生冷、油腻、油炸、腌制、烟熏的食物。

食疗推荐方

泥鳅炖豆腐

食材：泥鳅 500 克，豆腐 250 克，食盐适量。

做法：将泥鳅去内脏，洗净，加水、食盐各适量，先炖至五成熟，加入豆腐，再炖至泥鳅熟烂即可。

功效：利湿消水。泥鳅性平，具有补益脾肾、利水的功效；豆腐性凉，具有生津润燥、补中益气的功效。适用于胆囊癌、胆管癌兼有脾肾虚弱的腹水者。

赤小豆冬瓜鲤鱼汤

食材：鲜鲤鱼 500 克，赤小豆 50 克，冬瓜 200 克。

做法：将鲜鲤鱼去鳞及内脏，赤小豆、鲜鲤鱼加水煮到半熟时加入冬瓜，再煮至肉烂汤白，不放食盐及其他调味品，用纱布过滤后去渣服用。每天 2 次，每次 250 毫升左右，连服 10~14 天。

功效：清热利湿、利水消肿。鲤鱼性平，具有健脾和胃、利水下气的功效；赤小豆性平，具有利水消肿、解毒排脓的功效；冬瓜性平，具有清热解毒、利水消肿的功效。此汤适用于胆囊癌、胆管癌兼有湿热蕴结的腹水者。

清蒸田鸡

食材：田鸡（青蛙）250 克，葱白、姜块各 3 克，米酒、食盐、味精少许。

做法：将田鸡剥皮、去内脏，放入碗内，加适量水，放入米酒、葱白、姜块、食盐，用武火蒸至烂熟，饮汤食用。

功效：补虚益肾、利水消肿。田鸡性凉，具有清热解毒、补虚、利水消肿的功效；葱白性温，具有发汗解表、散寒通阳的功效；生姜性微温，具有解表散寒、发汗利水的功效。适用于胆囊癌、胆管癌兼有脾肾阳虚的腹水者。

黄芪苡仁鲫鱼汤

食材：鲜鲫鱼 500 克，黄芪 30 克，薏苡仁 50 克。

做法：将鲜鲫鱼去鳞及内脏，放入锅中，黄芪（布包）、薏苡仁一起加水煮至肉烂，不放食盐及其他调味品服用。每天 2 次，每次 250 毫升左右，连服 14 天。

功效：健脾利水消肿。鲫鱼性平，具有健脾和胃、利水下气的功效；黄芪性微温，具有健脾补中、升阳举陷、益卫固表、利尿的功效；薏苡仁性微寒，具有利水渗湿、健脾除痹的功效。此汤适用于胆囊癌、胆管癌兼有寒湿困脾的腹水者。

冬瓜茶

食材：连皮冬瓜 500 克。

做法：将冬瓜洗净、切块，煮水代茶饮。

功效：利水消肿。冬瓜性微寒，具有清热利水、消肿的功效。适用于胆囊癌、胆管癌兼有湿热蕴结的腹水者。

恶病质：怎么补

饮食建议

笔者有一位桂姓胆管癌患者出现了恶病质，主要表现为食欲不振、体重减轻、体力下降、神疲畏寒、舌质淡苔腻、脉象细弱。除了中药治疗外，给予茯苓山药粥，每天 1 次服用。服用 100 天后，食欲不振较前改善，体重略增加、体力较前增强，神疲畏寒较前稍改善。续服 200 天后，上述症状减轻。

该患者恶病质，食欲不振，同时伴有体重减轻、体力下降、神疲畏寒，是一个脾胃虚弱症状为主的证候，故予以健运脾胃、渗湿止泻的茯苓山药粥用于改善。

对于以脾胃虚弱为主的恶病质患者，主要给予调补脾胃的食物或药膳；以湿热蕴结为主的，主要给予化痰清热、利湿健脾的食物或药膳；以阴阳气血不足为主的，主要给予补益气血阴阳的食物或药膳。

对于食欲不佳的患者，应改变饮食习惯，少食多餐，增加膳食吸引力，允许患者任何时间想吃就吃，取消饮食限制。瘦肉所含营养成分与人体相近且较肥肉易于消化，蛋白质含量高，还含有铁、磷、钾、钠等多种矿物质和 B 族维生素。每天进食瘦肉不宜过多，以 100 克为宜。

菠菜含有大量的植物粗纤维，具有促进肠道蠕动的作用，利于排便，且能促进胰腺分泌，帮助消化。鱼肉含有叶酸、维生素 B_2、维生素 B_{12} 等维生素，有滋补健胃、利水消肿、通乳、清热解毒、止嗽下气的功效，对各种水肿、浮肿、腹胀、少尿、黄疸皆有效；鸡蛋被认为是营养丰富的食物，含有蛋白质、脂肪、卵黄素、卵磷脂、维生素，以及铁、钙、钾等人体所需要的矿物质。

忌吃油炸烧烤类食物；少吃速冻类食物，避免营养摄入不足；戒烟限酒。应避免强烈的气味及调味料，避免热食。

食疗推荐方

海带薏苡仁汤

食材：海带 30 克，薏苡仁 30 克，鸡蛋 1 个，食盐 3 克，菜油 25 克，味精 2 克，胡椒粉 2 克。

做法：将海带洗净，切成条状，薏苡仁洗净，一同放入砂锅，加水炖烂，鸡蛋磕入汤碗，打搅拌匀，炒锅置于旺火上，放入菜油烧至八成热，将鸡蛋浆放入炒熟，再将海带、薏苡仁连汤倒入锅内，加食盐、胡椒粉，煮沸后放入味精即成。

功效：健脾渗湿、养阴清肺。海带（别名昆布、海草、江白菜）性寒，具有化痰、清热的功效；薏苡仁性凉，具有利水渗湿、健脾止泻、解毒散结的功效；鸡蛋性平，具有养阴清肺的功效。此汤适用于胆囊癌、胆管癌兼有湿困脾胃的恶病质者。

茯苓山药粥

食材：粳米50克，茯苓20克，大枣15克，山药20克。

做法：大枣去核，与茯苓、山药、粳米同煮成粥即可。

功效：健运脾胃、渗湿止泻。粳米性平，具有补气生津、健脾止泻的功效；茯苓性平，具有利水渗湿、益脾和胃、宁心安神的功效；大枣性温，具有补中益气、养血安神的功效；山药性平，具有益气养阴、补脾肺肾的功效。此粥适用于胆囊癌、胆管癌兼有脾胃虚弱的恶病质者。

海带海藻煲黄豆

食材：海带30克，海藻30克，黄豆50克，食盐、味精适量。

做法：海带、海藻用清水泡发，洗净后切丝。黄豆用清水浸泡30分钟。将黄豆放入锅中，加清水适量，武火煮沸后，下海带、海藻，转文火煮至烂熟后，调入食盐、味精适量。

功效：化痰散结、清热利湿。海带（属海产品）性寒，具有软坚散结、消痰、利水的功效；海藻性寒，具有软坚散结、消痰、利水的功效；黄豆性平，具有健脾利湿、润燥消水、解毒的功效。适用于胆囊癌、胆管癌兼有湿热蕴结的恶病质者。但此方对伴有甲状腺病变者需谨慎！

三七炖鸡

食材：鸡1只（去皮脂），三七15克（切片），大枣10颗，龙眼肉1汤匙，食盐适量，滚开水适量。

做法：鸡放入滚开水中，武火煮3分钟，取出洗净；三七洗净，切片；大枣去核，洗净；龙眼肉洗净；将鸡、三七、大枣、龙眼肉放入器皿内，加入适量滚开水，中火煮 40 分钟后，放入食盐即可。

功效：益气健脾、养血安神。鸡肉性温，具有温中、益气、补精、填髓的功效；三七性温，具有止血化瘀、消肿止痛的功效；龙眼肉性温，具有益气健脾、养血安神的功效；大枣性温，具有补中益气、养血安神、缓和药性的功效。适用于胆囊癌、胆管癌兼有气血不足的恶病质者。

核桃仁瘦肉粥

食材：核桃仁 30 克，猪瘦肉 30 克，粳米 100 克。

做法：将核桃仁稍加打碎。用清水将猪瘦肉洗净，切成小块状或粒状，备用。将粳米用清水洗净，去除米尘。把粥料准备就绪后，将粳米、核桃仁一同放入砂锅内，加适量清水，先用武火煮沸后，再用文火煮粥，待粥中粳米煮熟后，加入猪瘦肉搅匀，再煮约 5 分钟便可。此粥可作为主食，每天服食 1 次，可服食 1 个月。注意事项：平时易腹泻者，或泄泻患者不宜服食此粥。

功效：补气生津、健脾止泻。核桃仁性温，具有补肾、固精强腰、润肺定喘、润肠通便的功效；猪瘦肉性平，具有补肾养血、滋阴润燥、补中益气的功效；粳米性平，具有补气生津、健脾止泻的功效。此粥适用于胆囊癌、胆管癌兼有脾胃虚弱的恶病质者。

丁香粥

食材：丁香 5 克，粳米 100 克，姜末适量。

做法：将丁香择净，水煎取汁，加粳米煮粥，待沸时加入姜末，煮至粥熟即成；或将 1 克丁香研为细末，待粥沸时与姜末同入粥中，煮至粥熟服食。每天 1 次，连服 5 天。

功效：温中降逆、温肾助阳。丁香性温，具有温中降逆、温肾助阳的功效；粳米性平，具有补气生津、健脾止泻的功效；生姜性微温，具有解表散寒、温中止呕的功效。此粥适用于胆囊癌、胆管癌兼有脾肾阳虚的恶病质者。

白细胞下降，如何提升

饮食建议

胆囊癌、胆管癌经过化疗可能会造成骨髓再生不良，尤以白细胞下降最为明显。白细胞下降需补充高蛋白质的食物，如牛奶、瘦肉、鱼类、蛋类、大豆等，以及含维生素丰富的食物，如大枣、花生、核桃、黑木耳、胡萝卜、赤小豆等。

日常可添加菌菇类饮食，如香菇、金针菇、花菇、猴头菇、鸡腿菇、木耳等，它们含有人体必需的氨基酸，以及钙、铜、铁、锰等微量元素和多种酶，促进白细胞的提升。

可食用含有大量高分子多糖铁的食物，如黑木耳、银耳等，增加白细胞数，提高机体免疫力。

食疗推荐方

香菇木耳炒蛋

食材：香菇 10 克（干品），木耳 5 克（干品），鸡蛋 2 个，食用油、葱、蒜、食盐各适量。

做法：香菇、木耳用水泡发后撕成小片，鸡蛋打散，葱、蒜切碎。热锅中放入少量油，加入食材和适量食盐，翻炒至熟即可。

功效：香菇、木耳低脂肪、多糖、含多种氨基酸和多种维生素，能提高机体免疫功能，抗癌防癌。鸡蛋高蛋白，营养丰富。三者营养成分互补，促进细胞生长。

参芪水

食材：党参6克，黄芪6克，枸杞子6粒。

做法：将上述食材一起加入沸水中，泡水喝。

功效：补气益气、健脾养血、提高免疫力。

花生大枣汤

食材：红皮花生20克，红豆20克，大枣6颗，枸杞子20粒，红糖适量。

做法：将上述食材放入锅中，加水蒸煮，加入适量红糖调味。

功效：补气养血，有助于提高白细胞和血小板。

 贫血，吃什么

饮食建议

贫血也是化疗的副作用之一，这时需要补充铁、叶酸、维生素 B_{12} 等造血原料，以纠正癌症患者的贫血状况。

铁是制造红细胞的主要原料，它的充分供应有助于造血系统功能的恢复，对缺铁性贫血有很好的治疗和预防效果。食物中的铁多以血红素铁和非血红素铁的形式存在，在动物性食物中，如动物的肝脏、鸡血、鸭血、牡蛎、蛤蜊、瘦肉等，血红素铁含量丰富，人体吸收也比较容易，多吃可以补铁。非血红素铁主要存在于植物性食物中，但吸收率普遍低于动物性食物，含量较高的有菠菜、腰果、大豆、芝麻、黑木耳、葡萄干等，可以适量摄入。

叶酸在人体内以辅酶的形式参与血红蛋白的合成，从而促进正常红细胞的生成，预防巨幼红细胞贫血。叶酸含量较高的食物有柑橘类、绿叶蔬菜、西蓝花、坚果、动物肝脏。

维生素 B_{12} 是人体所需但不能自身合成的必需营养元素，它能协助红细胞的生成。维生素 B_{12} 主要存在于肉类和乳制品中，含量较多的有动物肝脏、奶类、鱼类和肉类。虽然动物肝脏可以一举三得，同时补充铁、叶酸和维生素 B_{12}，但是其中含有较高的胆固醇，不建议过多食用，缺乏的营养元素可从其他食物中获取，做到食物多样，合理搭配。

另外，维生素 C 能促进铁、钙和叶酸的吸收，有种说法叫"补血先补维生素 C"，这是因为维生素 C 能够把三价铁还原成能被人体吸收的二价铁，对缺铁性贫血有一定效果。

食疗推荐方

猪血豆腐

食材：猪血 200 克，豆腐 200 克，姜适量，葱 1 根，食盐、料酒、食用油各适量。

做法：猪血和豆腐切成大小相同的小块，姜切片，葱切段。热锅中放入少量油，食材一同放入铁锅中翻炒，加入适量的食盐、料酒调味。

功效：猪血中血红素含量丰富，豆腐蛋白质含量高且富含人体必需的氨基酸，营养价值高，葱、姜可调味杀菌。

花生八宝粥

食材：花生 20 克，大枣 5 颗，赤小豆 20 克，绿豆 20 克，粳米 20 克，薏苡仁 20 克，百合 10 克，龙眼干 5 颗，蜂蜜适量。

做法：将所有食材洗净，大枣、龙眼干去核，一同放入锅中，加水煮成粥，食用时加入适量蜂蜜调味。

功效：补养脾胃、补血养血、助消化、益气安神。

猪肝汤

食材：当归、枸杞子各 15 克，猪肝 60 克。

做法：所有食材一同放入锅中，加水炖汤，加入适量食盐调味。

功效：当归补血活血，枸杞子益精，猪肝富含造血原料。

五
三因制宜调饮食

　　中医学一直强调因人、因时、因地制宜，即在总原则确定的前提下，需要具体问题具体分析，分别对待。对于胆囊癌、胆管癌患者的饮食调理，也同样需要善于运用这一权变之法，需根据患者的性别、年龄、体质差异、季节和地域特点等，区别对待，方能取得佳效。

因人调饮食

胆囊癌更"重女轻男"

　　胆囊癌和胆管癌都有明显的性别偏好，例如胆囊癌的发病对象就以老年女性居多，更加"重女轻男"，女性患者和男性患者的比例约为 2∶1。

小心雌激素水平过高

　　胆囊癌为何"偏爱"女性患者呢？归根结底，这与女性雌激素水平高有一定的关系！胆囊上皮表达雌激素和孕激素受体，因而对激素水平的变化非常敏感。胆囊癌和胆囊结石患者中常伴有雌孕激素水平升高。在何裕民教授的门诊中，我们通过对患者进行相关检查和询问发现，大部分的胆囊癌女性患者雌激素水平较高！而接受口服雌激素或雌激素-黄体酮治疗的女性，患胆囊结石和胆囊癌的风险增加！

胆囊癌形成的一个重要特征是调节胆固醇合成的反馈机制消失，而雌激素不但可以通过增加胆固醇合成限速酶来还原活性酶，加速胆固醇的内源合成，而且可以通过诱导肝细胞膜上高密度脂蛋白受体的表达，从而增加胆囊胆汁的胆固醇饱和度。所以说雌激素为胆系肿瘤的生成提供了一个先天的有利环境，雌激素水平高的人自然更易得胆囊癌！

爱操心、性子急要不得

情绪也是女性易发胆囊癌的一个重要因素，众所周知，女性易心烦、爱操心、爱管事、性子急，非常容易出现情绪失调的情况，现代医学研究表明，情绪失调会导致胆汁的排泄受阻，从而引发胆囊炎、胆石症，这些都是胆囊癌的诱发因素。负面情绪会降低机体免疫能力，进而降低机体清除癌变细胞的能力，还会造成神经、内分泌功能的失调等。焦虑、抑郁等不良情绪会使人体免疫相关细胞功能减退、部分神经系统功能失调，如神经系统功能失调，会使细胞生长更容易失控、突变，进而演变为不受控制的癌细胞；负责杀伤癌细胞的免疫细胞能力减弱，导致癌细胞存活概率上升等。

从中医角度而言，中医学理论体系中在治疗女子疾病时，都特别注意"女子以肝为先天""善怀多郁"等性别特征和致病因素。

"女子以肝为先天"一语载于清代著名医家叶天士的《临证指南医案》中，其意义在于强调肝在女子生理、病理中的重要作用。其实早在《黄帝内经》中就已注意到肝对于女子的重要意义，如："妇人之生，有余于气，不足于血，以其数脱血也。"所谓有余于气，主要指女子最易为情志所伤，而致肝气郁滞。《傅青主女科》曰："女人善怀多郁。"清代医家萧埙言认为："妇人以血为本，妇人从于人，凡事不得行，每致忧思忿怒，郁气思多。"《千金要方》又言："女子嗜欲多于丈夫，感病倍于男子，加以慈恋、爱憎、嫉妒、忧郁、染着坚劳、情不自抑。"都强调女子多肝郁之证，肝郁气滞、气机紊乱、阴阳失调都是女子易发生胆系疾病的原因。

需要指出的是，很多女性为了追逐骨感美，长期不吃早餐，这种情况也会使胆汁淤积在胆囊中形成结石，而胆结石也是胆囊癌的重要诱发病因之一。

胆管癌更青睐男性

胆管癌则更加青睐男性，男性患者明显多于女性。这与男性喜烟酒有一定的关系。

胆汁的主要成分是胆汁酸，胆汁酸不仅是消化吸收脂质和脂溶性维生素的乳化剂，还能参与体内的氧化应激过程，参与胆管癌的发生和发展；胆汁酸的代谢与肠道微生物关系密切，肠道微生物可通过影响胆汁酸的合成、分解、循环等过程，从而影响胆汁酸代谢，引发胆汁酸代谢相关的疾病。

而长期吸烟和大量饮酒会加重肝脏负担，容易出现胆汁淤积、不通畅。淤积的胆汁积聚在胆管中，一方面通过胆汁酸加速胆管癌的形成，另一方面可导致胆管的淤阻，进而形成胆石症，诱发胆管癌的发生。

兼有胆囊炎者：易消化、低脂饮食

饮食要有规律，定时定量，以易消化食物为主，尽量选择低脂肪、低胆固醇食物，补充适量蛋白质、碳水化合物和必要的维生素，多饮水。

低脂肪、低胆固醇饮食是指限制动物脂肪的摄入，如不吃肥肉、动物内脏、蛋黄等，可以食用少量的植物油，促进胆汁排泄，但应分布于三餐中，不可一餐中摄入过多。

补充适量蛋白质是因为蛋白质有利于修复因胆囊炎引起的肝细胞损害。可选鱼、虾、瘦肉等低脂肪优质动物蛋白和大豆等食物。

补充适量碳水化合物是因为它是人体能源的主要来源，如粗粮、红薯、土豆等主要以多糖为主的食物。

补充多种维生素和水分有利于促进人体新陈代谢，可以多吃新鲜绿叶蔬菜和水果，如青菜、菠菜、番茄、苹果、柑橘、香蕉等。

忌烟、酒等辛辣刺激性食物；忌高胆固醇饮食，如蛋黄、鱼子、动物内脏；忌用煎、炸等方法烹饪食物。

兼有结石者：饮水通便

胆石症患者的胆汁中，有85％胆固醇浓度都非常高，呈过饱和状态，容易形成胆固醇结晶，这是胆结石的主要来源。饮食上应尽量减少脂肪和胆固醇的摄入，多食用含有膳食纤维的食物，多饮水，保持大便通畅。

食物纤维可使胃肠的蠕动加速，促进胆汁中的胆固醇排出体外，因此，日常饮食中可多补充含纤维素较多的食物，如全麦面包、糙米、玉米、薯类、茎叶类蔬菜、水果等。其中，红薯里 80% 都是不可消化的膳食纤维，是低脂肪、高纤维的代表，可降低胆固醇，也有利于肠道蠕动，促进大便通畅。

此外，平时可以吃富含维生素 E 的食物，如葵花籽仁、花生、芝麻、杏仁、核桃、桑葚等。维生素 E 可以改善脂质代谢，降低血液中的胆固醇，防止动脉粥样硬化。

可吃富含维生素 A 的食物，因为维生素 A 可以保护黏膜组织，减少胆固醇的聚集。但是，维生素 A 多存在于动物的肝脏、鱼肝油、鱼卵中，它们胆固醇含量高，不宜过多食用。那怎么办呢？还有其他食物可以替代，这是因为蔬菜水果中的类胡萝卜素可以被人体吸收，进而产生维生素 A。如胡萝卜、红薯、菠菜、南瓜、杧果、哈密瓜等。

还可以用蒲公英、金钱草泡水喝，蒲公英可以抗菌、消炎、利水，金钱草可以利湿退黄、利尿通淋，都有助于利胆排石。

兼有胆管炎者：祛病因，营养均衡

胆管炎多由胆道堵塞和细菌感染所引起，治疗上首先应去除病因。饮食上以易消化、高蛋白、营养均衡为原则。绝对禁酒，忌辛辣、油腻、油炸、黏硬食物。

尽量减少动物脂肪的摄入，建议以少量植物油代替动物油。

以米、面等谷类食物为主食，碳水化合物对于胆囊的刺激作用较弱，且易于消化吸收。减少芹菜等纤维素含量较高的食物，以免因难以消化，增加胃肠蠕动，从而引发胆绞痛。

可多吃富含类胡萝卜素的蔬菜水果，如胡萝卜、西蓝花、番茄、杧果等，这是因为类胡萝卜素可在体内合成维生素 A，预防胆道上皮细胞脱屑、过度角化，防止上皮细胞脱落构成结石核心，从而减少结石的发生。

可多饮用新鲜蔬菜汁或瓜果汁，如西瓜汁、橘子汁、胡萝卜汁等，或增加饮水和吃饭次数，少食多餐，以增加胆汁的分泌与排泄，减轻炎症反应和胆汁淤积。

可以取茵陈 20～30 克煮水，代茶饮，有助于利胆退黄。

兼有胰腺炎者：忌油腻

临床上，由胆道系统疾病引起的胰腺炎，占我国胰腺炎总数的 60% 以上。这是由于胆囊和胰腺共同开口于一条通道，当结石、肿瘤阻塞，胆管压力升高，会使胆汁反流进入胰管，引起胰腺水肿、充血，或者出血、坏死。红肉、加工肉、饱和脂肪酸、酒精饮料等都会诱使胰腺炎的发生。

兼有胰腺炎者应绝对忌吃油腻、高胆固醇食物。油腻的食物不易消化，还会促进胆汁分泌，而胆汁又能激活胰腺中的消化酶，可使病情加重。

饮食建议从小剂量、低蛋白质、低脂肪流质饮食开始，根据身体恢复情况，逐渐提高浓度。流质饮食阶段可食用米粥、稀面汤，搭配适量的蔬菜汁、果汁等易消化食物。米粥是最适宜患者的食物，它能保养脾胃、增加营养、提高免疫功能。

随着病情好转，可摄入鸡蛋清、鱼肉等优质蛋白补充营养，也可食用富含纤维素的蔬菜与水果，保持大便通畅。此外，蒲公英泡水喝，有利胆、抗体内毒素、抗肿瘤以及利尿等效果，尤其适宜于胆囊疾患兼胰腺炎者。

兼有息肉者：理气降脂

胆囊息肉是起源于胆囊黏膜的病变，多与高胆固醇、高血糖、炎症等因素相关。它影响胆汁的排泄，有 15％～25％ 胆囊息肉存在癌前病变的风险，直径 ≥10 毫米的胆囊息肉被认为具有恶变潜能，临床上多以手术切除。大量文献报道，中草药治疗胆囊息肉取得了一定的疗效。中医学认为胆囊息肉是由于肝气郁滞、痰瘀互结引起，以疏肝理气、健脾消痰、散结消瘀为原则，采用柴胡、芍药、枳实、白术、茯苓、郁金等中草药治疗。那么，在饮食上有哪些注意事项呢？

忌食蛋黄、动物油、动物肝和脑等高胆固醇、高脂肪食物，忌食酒、辛辣等刺激性食物。

首选易消化、油脂少、营养高的食物，如粥、豆腐、蛋清、去脂牛奶、低脂瘦肉、西蓝花、海带、萝卜、银耳、木耳等。

补充维生素 E 和维生素 A，研究发现它们具有降脂效果，能减少胆固醇结晶的形成。

因时调饮食

一年四季，不同季节的气候不同，中医学所讲的风、寒、暑、湿、燥、火等气候特点对胆囊癌、胆管癌患者会产生不同的影响。因此，饮食上要因时制宜，采取针对性的调理方法。

中医五行学说认为，肝是"藏精气"的脏，而胆则是"泄精气"的腑，两者存在密切的关系。因此，春天要注意调节患者情绪，饮食上可通过疏肝调肝的食物来缓解焦虑；夏天要防肝火旺、情绪烦躁，并多食用具有清暑热的食物；秋天气候干燥，滋阴润燥就显得尤为重要；冬天宜重补肾，滋水涵木（中医五行学说中肾属水，肝胆属木），以养肝护肝。事实上，这种因不同季节而调整饮食的措施，不仅适用于胆囊癌患者，对患有胆囊结石、胆囊息肉、胆囊慢性炎症的患者也同样有益。

春季发陈：肝条达，胆疏通

《黄帝内经》云："春三月，此谓发陈，天地俱生，万物以荣。"春天是万物生长、阳气生发的季节。自然界生机勃勃、欣欣向荣。中医学认为，春天要顺应肝木调达的特性，胆汁由肝之精气所化生。因此，只有肝的疏泄功能正常，胆汁的生成和排泄才能正常。春季气温适宜，阳光明媚，胆囊癌、胆管癌患者可以多进行户外活动，呼吸新鲜空气，有利于保持心情愉悦，促进身体的康复。

春季是万物生长的季节，新鲜的蔬菜和水果大量上市，可以适当多摄入富含维生素和矿物质的食物，以满足身体的需求。但仍要注意早春春寒仍未散去，避免吃过于寒凉的瓜果蔬菜，如猕猴桃、冬瓜、绿豆等。同时春季气温逐渐回升，阳气渐生，可多吃姜、蒜等温性食物。肉蛋类如鱼肉、鸡肉、鸡蛋、瘦肉等都适合多吃。

中医学认为，木克土，肝木过旺则克伐脾土，导致脾胃虚弱。因此，春天可适当进食山药、茯苓、陈皮、芡实、莲子等健脾胃的食物。少吃油腻、辛辣刺激的食物，如羊肉、狗肉、辣椒、花椒、胡椒等。

春天各种野菜生长茂盛，味道鲜美，如荠菜、香椿、蕨菜、竹笋等，富含丰富的维生素和矿物质，具有清热解毒的作用，凉拌、做汤、做饺子馅等，都是家常做法，易操作，也很受大众欢迎。值得注意的是，胆囊癌、胆管癌患者的消化系统比较脆弱，应选择易于消化的食物，避免食用过于油腻或辛辣的食物。

夏季藩秀：清肝胆，祛湿热

夏季气温高，人体消化酶分泌减少，胆囊癌、胆管癌患者的消化功能可能会受到影响。因此，食物宜选择温软的食物，避免过于冷硬或辛辣的食物，以免加重胃肠的负担。同时夏季出汗较多，容易导致体液失衡，胆囊癌、胆管癌患者应保证足够的水分摄入，以维持正常的生理功能。

夏季是万物繁茂的时节，夏季的湿热使得患者往往胃口不佳，湿气进入人体，易引起脾胃功能失常，不利于患者补充营养。因此，要适当补充清热祛火的新鲜蔬果，如番茄、甜瓜、水蜜桃、李子、杨梅、西瓜、芹菜、黄瓜、丝瓜等；还可多吃具有利水渗湿作用的食物，如茯苓、薏苡仁、赤小豆等。

对于体温偏高的患者，可以采用"以热抗热"的方法，比如喝热茶刺激毛细血管扩张，反而可以降低体温。

药膳方面，夏季容易肝火上炎，如果没有明显的胃寒表现，可多饮用菊花、决明子、金银花、白花蛇舌草等药茶，以改善夏季肝火上炎、肝胆湿热的表现，如胁肋胀痛、腹胀厌食、口苦、小便短赤或黄、舌红苔黄厚而腻、脉弦数等。

秋季荣平：疏肝胆，润秋燥

秋季是万物成熟的季节，此时阳气收敛、阴气渐升。秋季时人们往往情绪低落，胆囊癌、胆管癌患者更易在秋季出现情绪忧伤、抑郁的表现。中医五行学说指出，五脏应五行，在情志上也对应五种不同的情绪，过怒易伤肝。同时中医学认为，肝为将军之官，性喜顺畅豁达。而肝和胆作为互为表里的一对脏腑，充分体现了"肝胆相照"的情谊，怒伤肝，则胆也无处可逃！如情志失调、肝气郁结、疏泄失职、胆汁瘀滞则可诱发胆囊癌、胆管癌。因此，平时要注意保持精神愉悦，避免情志不畅、肝失条达，造成抑郁、焦虑。建议胆囊癌、胆管癌患者在秋季可以适量参加户外活动，与朋友多交流，通过与大自然的互动，调畅情志，愉悦身心。

秋季的气候特点是燥，许多肿瘤患者会出现"津干液燥"的现象，如口鼻干燥、皮肤干裂、大便秘结等。因此，要多食用具有滋阴润燥、润肠通便作用的食物，如芝麻、核桃、香蕉、橄榄、乌鸡、豆浆等。另外，可多吃带有酸味的食物，如葡萄、石榴、苹果、杧果等。如有肺燥咳嗽、干咳少痰的患者，可多食百合、银耳、梨等。银耳具有滋阴、养胃、生津的作用，银耳炖大枣、梨等，对缓解秋燥症状效果较好。另外可适量补充富含维生素 B_2 的鸡蛋、粗粮、绿叶蔬菜，以及富含维生素 C 的新鲜蔬菜和水果。

晚秋气温逐渐下降，药食兼优的菱角、板栗是调理脾胃的佳品，它们均含有碳水化合物、蛋白质及多种维生素，具有补中益气、固肾益精等功效。对于有冬季进补打算的患者来说，此时是打"底补"的最佳时期。"底补"可用芡实、大枣、花生仁、猪肉共同炖汤食用。同时也可以多吃具有抗胆囊癌、胆管癌作用的食物，如荞麦、薏苡仁、豆腐渣和猴头菇等。

冬季闭藏：滋肾水，涵肝胆

《黄帝内经》指出，冬季阴寒较盛，阳气闭藏于内，需要敛阳护阴，以养藏为本。中医学上有"滋水涵木"之说，即养肾阴以养肝阴的方法。因此，胆囊癌、胆管癌患者冬季要多食一些具有补肾作用的食物，以滋养肾水、涵养肝木，助来年肝胆生发条达，如核桃、芝麻、桑葚、黑豆等。可将上述食材磨成粉，每天冲泡入豆浆或粥中食用。

冬季天气寒冷，要多摄入一些能量高的食物，如鸡肉、菇类、主食类等；人怕冷与体内缺乏矿物质有关，要保证豆、肉、蛋、乳的基本摄入量，以满足人体对钾、钠、铁等元素的需求。对于特别怕冷的人，可以多补充些块茎和根茎类蔬菜，如胡萝卜、藕、薯类等。同时冬季食物也容易变凉，胆囊癌、胆管癌患者应避免食用过冷或过热的食物，以免刺激胃肠道，影响消化功能。食物应该温热食用，同时可以适量食用一些热性的食物，如姜、葱、蒜等，以增加身体的热量。

何裕民教授指出，许多胆囊癌、胆管癌患者冬天喜欢追随"冬令进补"的风潮，吃膏方进补。但是，对于胆囊癌、胆管癌的患者，不建议冬季过于滋补；对于胆囊功能异常、腹水的患者来说，膏方的药物剂量大，且较为滋腻，服食可能会出现腹胀、不消化、便秘等问题。因此，在冬季时，胆囊癌、胆管癌患者可根据自身病情、胃口、消化吸收力等，在医生的指导下，采用适宜的补益方式。

因地调饮食

所谓因地制宜，就是根据不同地理环境的特点调整饮食。我国幅员辽阔，不同地区的肝癌患者由于生活的地理位置不同，气候的寒热温凉和生活习性也有差异，所患疾病也有所不同。正如《黄帝内经·素问》云："东方之域，天地之所始生也。鱼盐之地，海滨傍水，其民食鱼而嗜咸……其病皆为痈疡；西方者，其民陵居而多风，其民华食而脂肥，故邪不能伤其形体，其病生于内；北方者……其民乐野处而乳食，藏寒生满病；南方者……其民食酸而食胕，故其民皆致理而赤色，其病挛痹；中央者，其民食杂而不劳，故其病不多痿厥寒热。"这是古人关于环境对身体健康影响的认识，是符合当今相关科学研究结论的。

因此，不同地区的胆囊癌、胆管癌患者的饮食，也要顺应地方的特点，因地制宜，方能疗效更佳。

一方水土致一方病

"橘生淮南则为橘，生于淮北则为枳。"胆囊癌的发病具有明显的地域差异，流行病学研究显示，全球胆囊癌发病率约为 2/10 万，发病率因性别、年龄、遗传、种族不同而有所差异，不同地区胆囊癌的发病率也不同，如北美为 1.5/10 万，而南美则为 27.3/10 万。

就全世界范围的胆囊癌发病率来看，东亚、南美和拉丁美洲地区最高，西欧、北美则发病率较低，发病率最低的地区为中非地区，如美国、英国、加拿大、澳大利亚等国家。全球胆囊癌发病率较高的 5 个国家为智利、玻利维亚、韩国、老挝和日本，死亡率最高的 5 个国家为智利、玻利维亚、韩国、老挝、尼泊尔。印度 Gupta 报道胆囊癌的发病率在所有癌中占 3.6%，占消化道恶性肿瘤的 31.8%，而胆囊癌在美国消化道肿瘤中位于直肠、结肠、胰腺和胃后，占消化道肿瘤的 3%。

我国胆囊癌的发病率和死亡率均高于世界平均水平和发展中国家平均水平，如我国 1973—2010 年胆囊癌发病率的年平均增长率为男性 3.15%、女性 2.8%。在我国，原发性胆囊癌发病率还呈现西北和东北地区比长江以南地区高，农村比城市发病率高的特点。

胆囊癌的发病率具有明显的地域差异，可能归因于环境中各种化学物质的暴露程度、饮食种类、生活方式、医疗保健水平和区域遗传易感性、易致癌性的不同。通过对胆囊癌、胆管癌患者开展的调研发现，长期接触橡胶、石油、重金属（如镍和镉等）及射线等物理、化学类有害物质（如联苯胺、亚硝胺、某些农药等），或在这样的环境中生产作业、居住生活，也会提高胆囊癌的发生率。

南部地区：减少压力、少辛辣、规律饮食

提到吃辣，四川、重庆、湖北、湖南这四个省市绝对位居全国前位，人们的饮食特点是以麻、辣、鲜香、油大、味重为主。这些地区的人们嗜爱辣椒、花椒、葱、姜等辛辣食物。但

长期嗜食辛辣食物易助火生痰，损伤人体津液。辛辣类食物给人带来味觉享受的同时，会刺激胆囊，导致胆囊异常收缩，胆道括约肌痉挛，不能及时松弛，胆汁的排出困难，不仅会增加胆结石出现的概率，还有可能因此诱发急性胆囊炎，进而增加胆囊癌的患病危险。多项研究表明，食用辛辣食物和辣椒与胆囊癌之间存在直接相关性。因此建议：

尽量避免重油食物，严格控制每天脂肪摄入量；少吃奶茶、奶油、肥肉及油腻的食物；少食辛辣、滋腻以及大热、大补之品，如大蒜、辣椒、羊肉、狗肉、酒、阿胶等；多食清热祛湿的蔬果，如冬瓜、赤小豆、西瓜、扁豆、白萝卜、紫菜、薏苡仁、茯苓、绿豆、芹菜、玉米须等；膳食中可多摄入一些滋阴生津润燥的食物，如百合、枸杞子、银耳、藕等。

上海、浙江、广东这些经济水平发达的省市，城市发展较快，人们工作、生活压力大，三餐不规律；而且人们的业余生活比较丰富，经常有吃宵夜的习惯，故而肥胖人群较多，而肥胖症引起的代谢综合征可增加胆囊癌的发生风险。糖尿病是形成胆囊结石的危险因素，糖尿病与结石协同作用会促进胆囊癌的发生。因此建议：

尽量少食腊肉、腊肠等加工类食物；减少动物脂肪的摄入，如烧鹅皮、烧鸭皮、烧鸡皮等；降低食盐的摄入，每天食盐的摄入量不超过 6 克；煲汤饮汁时，建议撇去浮层上的油；少吃糖、蛋糕、奶茶、冰淇淋等含糖高的食物；多食蔬菜，如菜薹、油麦菜、蕹菜、莲藕、芦笋等；东南地区梅雨季节长，易造成体内湿热偏重，故可适当选择化痰祛湿、利水消肿的食物，如丝瓜、白扁豆、薏苡仁、冬瓜、赤小豆、茯苓、玉米须等。

北部地区：少食肉、控烟酒、利肝胆

西北属于内陆地区，周围是雪山环绕和沙漠戈壁，长期处于炎热与寒冷的气候交叠之中。夏季气候炎热，少雨；冬季寒冷，干燥。羊肉是西北地区的主要食材之一，且因为当地气候干燥的特点，酸辣口味可以刺激食欲的原因，西北地区的人常常喜欢酸辣口味的食物。

这些地区的人们长年受寒、热、燥邪之侵袭，多见皮肤干燥、咽干、津亏的表现。因常年受寒冷气候的影响，使得这些地区的人们易出现阳虚的表现。受地理环境等诸多因素制约，一些少数民族地区游牧业比较发达，故常以牛羊等动物性食物为主，肉类食物摄入高。因此建议：

气虚和阳虚的患者常出现疲乏、怕冷、无力等症状，可适量摄入益气的甘温食物，如黄芪、山药、大枣、高粱等；主食种类多样，增加玉米、大豆、青稞等粗粮类摄入；尽量多吃新鲜蔬菜，增加膳食纤维的摄入，如土豆、羊肚菌、番茄、茄子、胡萝卜、油菜等。体型肥胖、多汗、痰多的痰湿型患者，要减少牛肉、羊肉在每天三餐的比例，改变饮食结构，以化痰祛湿的食物为主，如丝瓜、冬瓜、绿豆等。

北方人喜欢食用肉类，尤其是猪肉、牛肉和羊肉等。这些肉类可以为身体提供足够的能量和营养，帮助人们抵御寒冷的气候。东北地区冬季气候干燥，人们往往易出现皮肤干燥的表现。加之为了御寒，当地人们喜食高热量及油炸食物，使得东北地区人们体重超标或肥胖的比例较高，而肥胖症引起的代谢综合征可增加胆囊癌、胆管癌的发生风险。

许多来自东北等北方的胆囊癌、胆管癌患者中，男性患者几乎都是喜爱饮酒的，且往往是烈性白酒。长期大量饮酒会加重肝胆负担，容易出现胆汁淤积、不通畅。淤积的胆汁积聚在胆管中，一方面通过胆汁酸加速胆管癌的形成，另一方面可导致胆管的淤阻，进而形成胆石症，诱发胆管癌的发生。

因此，人们要充分认识到酒对健康的危害，北方人尤其要注意摆脱酒场情谊由酒量取胜的错误观念，尽量少喝酒。而对于胆囊癌、胆管癌患者来说，如果固执地认为喝酒无碍，放纵饮酒，更是对生命和家人的不负责任。因此，我们在临床和科普讲座的过程中，力劝胆囊癌、胆管癌患者珍惜生命，务必戒酒。

另外，不宜过食牛羊肉，以免引起蛋白摄入过量，引发积食，对肝胆代谢造成负担。因此建议：

减少酱肉、酱菜等加工肉制品及腌制食物的摄入；减少高油和高脂肪的摄入；少食烧烤类食物，如烤串、烤肉、烤肠等；忌吸烟及饮酒；切忌暴饮暴食；多食富含膳食纤维的食物，如菠菜、大豆、黑豆、萝卜、芸豆、土豆、黑木耳、蘑菇、油菜、荞麦等。

六

胆囊癌、胆管癌不同治疗时期的
精准饮食

　　精准饮食是指根据患者的病情和口味喜爱等，提出的具有针对性的膳食计划，更有利于患者的康复。

　　何裕民教授多年来一直提倡给予患者精准营养的治疗方案。他认为患者病情不同，个体差异很大，饮食方案也应有所区别。但目前胆囊癌、胆管癌患者的饮食建议往往缺乏针对性，要真正让患者受益，则需根据胆囊癌、胆管癌患者不同治疗时期，如手术期、化疗期等，给予精准、专业、个性化的饮食治疗建议。

　　在此，笔者根据何裕民教授 40 余年的临床治疗、饮食调理的理论和实践经验，结合自己 20 余年的营养学教学、科研和临床经验，向患者推荐权威、实用、有效、个性化的精准饮食方案，供读者参考。

手术期

　　手术期是指从确定手术治疗时起，直到与这次手术有关的治疗基本结束为止，包含术前、术中及术后的一段时间。手术是一种创伤性治疗手段，手术的创伤可以引起机体一系列内分泌和代谢变化，导致体内营养物质消耗增加，营养水平下降及免疫功能受损。营养受损会导致患者对手术的耐受力下降、术后容易发生感染、切口愈合延迟等并发症，从而影响患者预后。

而患者术后能否顺利康复，机体营养储备状况是重要的影响因素之一。通过合理补充营养物质，改善手术期患者的营养状况，对于提高患者手术耐受力，减少并发症，促进术后恢复有十分重要的意义。

术前

如何做营养风险筛查

2018 年 3 月，美国国家癌症研究所发布了癌症患者营养方面的最新数据报告，该报告指出了不同癌症患者遇到的营养问题，并强调了营养对每个癌症患者的重要性。

与其他癌症患者相比，胆囊癌、胆管癌患者的营养状况往往不尽如人意。通过营养风险筛查，筛查出那些存在营养不良风险的患者，制定个性化的营养支持方案，通过营养干预，有可能带来临床结局的改善。

目前肿瘤患者营养评估最常用的工具之一是患者主观整体评估（patient-generated subjective global assessment，PG-SGA）（见附录）。PG-SGA 需要患者和医务人员共同参与完成，内容由患者自我评估部分及医务人员评估部分构成。患者自我评估部分包括体重、摄食情况、症状、身体和活动功能 4

个方面，医务人员评估包括疾病和年龄、代谢应激状态、体格检查 3 个方面。根据 PG-SGA 总评分数值将患者分为营养良好、轻度-中度营养不良及重度营养不良 3 类。营养良好者，不需要营养干预，直接进行抗肿瘤治疗；轻度-中度营养不良者，在进行肠内营养治疗和肠外营养治疗的同时，实施抗肿瘤治疗；重度营养不良者，先进行营养 1～2 周，然后在营养治疗的同时，进行抗肿瘤治疗。

存在营养不良者

肿瘤患者的营养状况和肿瘤类型、部位、大小、分期有关。在消化系统恶性肿瘤患者中，体重下降和营养不良的发生率高达 12％～67％。随着肿瘤负荷的增加，可出现一种以脂肪和瘦体组织丢失为特征的进行性营养状况恶化的症候群，主要表现为厌食、贫血、低蛋白血症、体重下降等。营养不良伴免疫功能减退者，术后并发症发生率和死亡率均上升。因此，对于多数需手术治疗而又伴有营养不良的肿瘤患者而言，围手术期的营养治疗就显得很重要。

术前应尽量改善患者的血红蛋白、血清总蛋白及其他各项营养指标，最大限度地提高其手术耐受力。改善患者营养状况的方式依病情而定，尽量采用肠内营养支持治疗。一般住院患者如果仅在床边活动，供给能量只需增加基础代谢的 10％左右即可。对于能在室内外活动的患者，要增加基础代谢的 20％～25％，术前患者每天能量供给量可为 8 372～10 465 千焦（2 000～2 500 千卡）。碳水化合物应作为主要能量来源，供给量占总能量的 65％，蛋白质必须供应充足，占每天总能量的 15％～20％，或者给予 1.5～2.0 克/（千克·天），其中

50％以上应为优质蛋白质。

梗阻性黄疸发病时患者会有皮肤瘙痒、尿液颜色深等症状，还会有腹痛、恶心、呕吐等消化道症状。在食物选择方面建议多吃营养价值丰富的食物，如豆制品、牛奶、鸡蛋、新鲜蔬菜等，并保持食物的清淡、易消化。戒烟戒酒，不能进行剧烈的运动，可以选择散步、打太极拳等，提高身体素质以及免疫力。

临床上经常看到很多患者及家属，唯恐患者营养不良，一味地给患者吃鸽子汤和甲鱼汤等。殊不知，像胆管、胰腺、肝脏等部位出现病变的患者补益多了，会诱发寒战、高热，再拼命乱补，胃肠肝胆负担过重，对病情极为不利。

因此，根据经验，何裕民教授强调：对于这类患者，不妨让患者饿一两天，饿一两天之后胃肠道压力减轻了，也许相关症状可以缓解。当然，如果体质差的话，可以通过输液的方法补充营养。总之，要管好嘴。

术后

营养物质代谢变化

手术创伤初期，机体处于应激状态，肌蛋白分解加强，尿氮排出量增加，使机体呈负氮平衡状态。蛋白质缺乏的患者全身血容量减少，术后容易出现低血容量性休克。网状内皮细胞也因蛋白质缺乏而出现萎缩现象，导致抗体生成障碍，机体免疫功能受损。此外，蛋白质的缺乏，让水液容易潴留在组织间隙，导致内脏水肿，伤口愈合延迟，且容易并发感染。

为了保证能量供应，在肾上腺素、去甲肾上腺素、糖皮质激素、胰高血糖素的协同作用下，机体脂肪组织分解代谢增强，导致细胞膜通透性发生病理性改变，使机体细胞再生和修复能力降低。

手术创伤引起患者血液中儿茶酚胺和胰高血糖素增加，导致胰岛素抵抗，使胰岛素作用降低，进而出现术后早期的血糖升高。术后体内抗利尿激素和盐皮质激素释放增加，会影响机体的水和电解质代谢，主要表现为水潴留，患者尿量减少，一般每天不超过 1 000 毫升，术后早期尿钾排出量增加，钠排出量减少。

围手术期患者的神经内分泌系统出现功能紊乱，糖皮质激素、内啡肽、脑啡肽等大量分泌，致使淋巴细胞增殖、转化及功能发挥受到抑制，出现免疫抑制作用。

术后饮食怎么吃

无论何种手术，都会对机体组织造成不同程度的损伤，一般都可能有失血、发热、物质代谢紊乱、消化吸收功能降低等情况发生，甚至还可能有感染等并发症。营养支持可以尽快改善患者的营养状态，促进机体恢复，最大限度地减少并发症的发生。

对于胆囊癌、胆管癌患者术后的营养，原则上以肠内营养为主，经普通流质饮食、半流质饮食、软食，逐渐过渡到普通饮食，采用少食多餐的供给方式，必要时可由静脉补充部分营养素。

1. 术后何时开始进食?

传统观点认为，术后患者需禁食 2～3 天，待患者排气、肠道功能逐步恢复后才能经口摄食。但大量的研究表明，对那些术前营养状况良好及术后 7 天内能够恢复饮食的患者而言，常规肠内/肠外营养支持并没有明显的益处。许多临床对照研究发现，术后第 1 天即经口摄食的患者，其胃肠道功能恢复较应用传统治疗方法者好。经口进食时应先给予少量清流质饮食，然后根据病情改为普通流质饮食，5～6 天后改为少渣半流质饮食。一般术后 10 天左右即可供应软食。

2. 流质饮食⇨半流质饮食⇨软食

对于胆囊术后的患者，可从流质饮食开始，然后半流质饮食，再逐步过渡到软食，以适应胃肠道消化吸收功能的恢复。

3. 如何制作流质饮食？

流质饮食也称为流食，是易消化、含渣量少、呈流体状态的饮食，易吞咽，也易消化，供给的热能、蛋白质、其他营养素均较缺乏，所以不宜长期使用。每天的总热量为 3 349 千焦（800 千卡）左右，清流质会更少，浓流质最多可达 6 697 千焦（1 600 千卡）。每天 6～7 餐，每餐液体量为 200～250 毫升，特殊情况依医嘱而定。禁用刺激性食物、强烈的调味品及易胀气的食物。

可选用米汤、蛋花汤、菜汁、果汁、各种肉汤、藕粉、豆腐脑、过箩赤小豆或绿豆汤等。如需高热能，可多用浓缩食物，如奶粉、鸡茸汤等。清流质选用不含任何渣滓及产气的液体食物，如过箩肉汤、过箩牛肉汤及排骨汤、过箩菜汤及米汤、很稀的藕粉等。禁食牛奶、豆浆及过甜的食物。浓流质常用吸管吸吮，以无渣较稠食物为宜，如鸡蛋薄面糊、较稠的藕粉等。

4. 半流质饮食指什么？

半流质饮食介于软食和流质饮食之间，外观呈半流体状态，比软食更易消化，全天热量为 6 279～7 535 千焦（1 500～1 800 千卡）。食物呈半流体状态，容易咀嚼和吞咽，易消化吸收。每天 5～6 餐，主食全天不超过 300 克。

主食可选用大米粥、小米粥、面条、面片、馄饨、小笼包等。副食肉类可选瘦嫩猪肉，做成肉泥、小肉丸、小蛋饺等。瘦肉可先煮烂再切碎。鸡肉可以做成鸡丝、鸡泥，也可以用虾仁、鱼丸、碎肝片等。蛋类可做成蛋羹、炒鸡蛋、蛋花汤等。豆类可做成豆浆、豆腐脑、豆腐干、豆腐等。食用水果和蔬菜需做成果冻、鲜果汁、菜汁等，还可食用少量的碎嫩菜叶。点心可选牛奶水泡蛋、豆浆加蛋糕、芝麻糊、藕粉、蛋花汤等。

限用食物如毛豆、大块蔬菜、大量肉类。油炸食物如熏鱼、炸丸子等，均不可食用。

5. 软食有哪些？

软食是比普通饮食更易消化的饮食，是半流质饮食过渡到普通饮食，或者是从普通饮食过渡到半流质饮食的中间饮食。因此，必须注意食物的烹调方法，使纤维易于咀嚼，易于消化。总热量为 9 209～10 046 千焦（2 200～2 400 千卡），蛋白质和脂肪按正常需要供给，主食不限量，每天 4 餐，除主食 3 餐外增加 1 餐牛奶。因软食中蔬菜和肉类均需切碎煮烂，容易丧失许多重要的维生素、矿物质，故应补充菜汁、果汁、番茄水等饮料或食物。

主食可以选用馒头、包子、饺子、馄饨等，米饭和面条等应比普通食物软而烂，副食肉类应选择瘦嫩的猪肉、羊肉等，多选用鱼类、虾类、肝等，肉类可切成较小的肉块，焖烂食用。如做肉馅，需选里脊肉、鸡脯肉等。

其他如虾仁、肝片均可选用；牙口不好难以咀嚼者，剁成肉末或做成肉丸子、肉饼蒸蛋等更为适宜。蛋类除不用煎蛋外，其他烹调方式如炒鸡蛋、蒸蛋羹均可选食，水果蔬菜应选择含粗纤维少的，蔬菜应选用嫩菜叶，切成小段炒软后食用，其他的如土豆泥、土豆丝、嫩碎萝卜片煮烂后食用。

豆类加工成豆腐、粉皮、凉粉、豆腐乳均可食用。煎炸的食物，如糍饭糕、炸猪排等不可食用；生冷的蔬菜及含纤维多的蔬菜，如青菜、韭菜、榨菜、洋葱、青豆等不可食用；坚果如花生、核桃、榛子等均不可食用；刺激性的调味品，如芥末、胡椒、咖喱等不可食用。

6. 低脂饮食指哪些

低脂饮食需减少膳食中脂肪的含量，根据病情的不同，脂肪限制程度分为 3 种，对于严格限制膳食脂肪者，每天脂肪摄入量不超过 20 克。中度限制膳食脂肪者，每天脂肪摄入量不超过 40 克。对于轻度限制膳食脂肪者，每天脂肪摄入量在 50 克以下，可适当增加豆制品、蔬果的摄入量。

表 1　常见食物脂肪含量（以每 100 克可食部分计算）

食物名称	脂肪/克	食物名称	脂肪/克
粳米（标准）	0.6	苹果（代表值）	0.2
小麦粉（标准粉）	2.5	雪梨	0.1
玉米（鲜）	1.2	腰果（熟）	50.9
荞麦	2.3	花生仁（炒）	44.4
豆腐干（代表值）	11.3	猪肉（代表值）	30.1
豆浆	1.6	鸡蛋（代表值）	8.6

续表

食物名称	脂肪/克	食物名称	脂肪/克
赤小豆（干）	0.6	鸡（代表值）	6.7
番茄	0.1	鸭（代表值）	19.7
冬瓜	0.2	鲫鱼	2.7
大白菜（代表值）	0.2	牛奶（代表值，全脂）	3.6
香菇（干）	1.2	对虾	0.8

植物性食物脂肪含量数据来源：杨月欣. 中国食物成分表（标准版）. 6 版. 北京：北京大学医学出版社，2018.

动物性食物脂肪含量数据来源：杨月欣. 中国食物成分表（标准版）. 6 版. 北京：北京大学医学出版社，2019.

另外，宜采用合理的烹调方法，禁食油煎、炸或爆炒食物，可选择蒸、煮、炖、烩、烘等，减少烹调用油。可选择谷类、去脂禽类、鱼类、脱脂乳制品、蛋类、豆类、薯类、各种蔬菜水果等；忌（少）食含脂肪高的食物，如肥肉、全脂乳、花生、芝麻、核桃、蛋黄、点心等。

7. 三大能量营养素的需求

对于胆囊癌、胆管癌手术的患者，应注意采用低脂、高蛋白的半流质饮食，减轻肝胆代谢负担。术后患者对能量和各种营养素的需求量明显增大，如手术创伤引发的应激反应，使机体能量消耗和物质分解代谢增强；手术时出血和患者呕吐、出汗、胃肠减压、引流、创面渗出等丢失了大量含氮体液；损伤组织吸收以及感染都会引起体温升高，增加能量消耗；术后并发症造成的额外消耗等都可导致营养素的大量消耗。

因此，手术造成机体能量的大量消耗，须给予充足的能量，以补充机体的组织消耗，促进创伤修复。卧床休息的男性患者每天可供给能量为 8 372 千焦（2 000 千卡），女性为

7 535 千焦（1 800 千卡）。在能经常下床活动后，应增加到 10 883～12 558 千焦（2 600～3 000 千卡）。

体内某些组织如周围神经、红细胞、吞噬细胞及创伤愈合所必需的成纤维细胞，均以葡萄糖作为能量的主要来源，给予充足的碳水化合物后可发挥节约蛋白质的作用，并能增加肝糖原储存量，具有保护肝脏的作用。每天供给量以 300～400 克为宜，超量供应会引起高血糖和尿糖。

脂肪是高能量的营养素，脂肪供给量可占总能量的 20%～30%，对肝胆手术的患者应限制脂肪摄入量。

蛋白质是维持组织生长、更新和修复所必需的原料。手术患者多伴有不同程度的蛋白质缺乏，呈负氮平衡状态，不利于创面愈合恢复。对术后患者应供给高蛋白膳食，以纠正负氮平衡。每天供给量应达到 100～140 克。

营养状况良好的患者，术后可供给适量的水溶性维生素。维生素 C 是合成胶原蛋白、促进创伤愈合所必需的营养素，术后每天可多摄入富含维生素 C 的蔬果，如猕猴桃、沙棘、杞果、番茄等。B 族维生素与能量代谢密切相关，也影响伤口愈合与机体对失血的耐受力，每天供给量应增加至正常供给量的 2～3 倍为宜。

对于肝胆手术患者，可给予富含优质蛋白质的食物，如瘦肉、蛋类、乳类及其制品、豆类及其制品等；可给予富含维生素和矿物质的新鲜蔬菜、水果，如芹菜、白菜、油菜、菠菜、苹果、橘子、大枣、猕猴桃、香蕉等。

8. 改善肝功能，促进营养素吸收

慢性肝内胆管结石也称为复发性化脓性胆管炎，与胆管细胞癌有显著的相关性。慢性肝病（肝硬化和病毒感染）也是危险因素，尤其是肝内胆管细胞癌。因此，改善肝功能，促进营养素合成是保证患者获取营养的重要因素。

肝硬化的患者要给予适当的能量、适量的蛋白质、高维生素、适量的脂肪饮食。每天的能量供给为 9 209 千焦（2 200 千卡）左右，蛋白质供给量每天每千克体重给予 1.5 克左右，建议给予一定的高生物价蛋白质。高蛋白饮食是为了促进受损肝细胞修复和再生。肝硬化后纤维组织的增生使血液循环受到影响，出现门脉高压，生成腹水；血浆蛋白含量降低，使血浆胶体渗透压降低，进一步加重腹水形成。高蛋白饮食能纠正低蛋白血症，有利于腹水和水肿消退。

有肝衰竭、肝性脑病倾向时要限制蛋白质供给，每天脂肪供给量大约 40 克，脂肪不宜过多。肝糖原储备充分，可防止毒素对肝细胞损害，所以每天碳水化合物供给量以 350～450 克为宜。另外，有水肿和轻度腹水患者应用低盐饮食。每天食盐摄入量不超过 2 克，严重水肿者要给予无盐饮食。肝硬化患者血清锌水平降低，注意锌的补充，多食用猪瘦肉、牛肉、蛋类、鱼类等。给予少食多餐，除一天 3 餐外，可增加 2 餐。点心以细软、易消化、少纤维、少刺激的软食或半流质饮食为主。

9. 补充益生菌，更有益

什么是益生菌？2001 年，世界卫生组织（WHO）和联合国粮食及农业组织（FAO）对益生菌定义如下：益生菌是活的微生物，当益生菌摄入充足的时候，对宿主（身体）产生健康益处，这说明益生菌对人身体是有益的。

随后国际益生菌和益生元科学协会（ISAPP）在 2014 年发表的共识中，对益生菌的定义做了补充，指出益生菌菌株鉴定和安全性评价的重要性：益生菌的产品或食物中的微生物，只有在进行分离鉴定、安全评价及功能试验之后，并且在摄入充足的时候，对身体产生健康益处的活的微生物才能被定义为益生菌，三者缺一不可。

目前认为，益生菌是通过定植在人体内，改变宿主某一部位菌群组成的一类对宿主有益的活性微生物。通过调节宿主黏膜与系统免疫功能，或通过调节肠道内菌群平衡，促进营养吸收，保持肠道健康的作用，从而产生有利于健康作用的单微生物或组成明确的混合微生物。

临床上，对于术后无法进食的患者，我们将三联菌活性益生菌与肠内营养制剂搭配，一段时间后，患者的肠道恢复能力明显提高，腹胀、腹泻、恶心等术后不良反应显著降低，并且能够更早地接受正常食物。

"阶梯式"饮食治疗

1. 营养教育

营养教育是根据个体的需要和食物来源，通过认识、态度、环境作用以及对食物的理解过程，形成科学合理的饮食习惯，从而达到改善个体营养状况的目的。它是通过改变人们的饮食行为而达到改善营养状况目的的一种有计划的活动。主要是通过营养信息的交流和行为干预，帮助个体和群体掌握营养与营养知识，掌握食物与营养知识和健康生活方式的教育活动与过程。

胆囊癌的发生与饮食关系密切。胆管是胆汁的流经通道，胆汁经过肝脏的分泌储存于胆囊内，在进食阶段，胆汁直接排入十二指肠，用来消化和分解脂肪。平日里不规律的饮食，如不吃早饭或者饥一顿饱一顿，这会影响到胆汁的流向和排出。此外，高脂饮食也会引起胆固醇摄入增加，胆汁分泌增多，进一步导致胆结石的患病率升高，从而增加了胆管癌的发病风险。所以，应加强对患者的合理饮食教育，指导患者在日常生活中规律饮食，改善膳食结构等。避免高脂饮食。

另外，肥胖与多种消化道恶性肿瘤相关。肥胖症引起的代谢综合征可增加患胆囊癌的风险，如糖尿病是形成结石的危险因素，糖尿病与结石协同促进胆囊癌的发生。因此，通过营养教育、合理安排患者饮食、注意控制体重等措施，对防控胆囊癌具有积极的意义。

2. 口服营养补充：营养供给主渠道

术后尽量减少脂肪及胆固醇的摄入，不吃或少吃肥肉、油炸食物、动物内脏等，如因口感需要可适当用一些橄榄油来烹制食物。

增加富含蛋白质的食物，以满足人体新陈代谢的需要，如瘦肉、水产品、豆制品等。

多吃富含膳食纤维、维生素的食物，如新鲜蔬果等。养成规律进食的习惯，并且要做到少量多餐，以适应胆囊切除术后的生理改变。

消化不良的症状大概会持续半年，随着时间的推移，胆总管逐渐扩张，会部分替代胆囊的作用，消化不良的症状也就会慢慢缓解。这时可恢复正常饮食，宜保持低脂肪、低胆固醇、高蛋白质的膳食结构，忌食脑、肝、肾及油炸食物，更应忌食肥肉、忌饮酒，以免影响肝脏功能，或造成胆管结石。

胆囊癌的饮食应多吃富含维生素的食物。维生素 C 和维生素 A 有阻止细胞恶性变和防止癌细胞扩散的作用；维生素 E 具有促进正常细胞分裂，延迟细胞衰老的作用；维生素 B_1 有增强患者食欲及降低放射治疗副反应的作用。

胆囊癌的饮食应多吃易消化吸收并富含蛋白质的食物，如牛奶、鸡蛋、鱼类、豆制品等。这些食物不但有提高癌症患者机体抗癌能力的作用，还有调整癌症患者体内蛋白质代谢的作用。

3. 全肠内营养：不能替代主动的正常饮食

当胃肠道功能存在，但患者不愿经口摄食以满足其营养需求时，就应考虑通过各种途径给予肠内营养支持。肠内营养的途径选择是根据患者原发病、病程、估计肠内营养需要持续的时间以及喂养管的应用习惯来实施。

鼻管适用于短期的肠内营养（小于 6 周）患者。胃造口术和空肠造口术适用于更长期的肠内营养支持的患者。口服营养制剂可提供患者所需的全部营养组分，目前更普遍的是在患者服用或不能足够进食时作为营养饮食的补充，这在老年人中尤其普遍。但口服营养制剂不能替代或减少患者主动地正常饮食。有些患者不能耐受营养制剂的口味，可用吸管吸吮、冷饮或添加调味剂等，有助于降低其不适。

胃肠道功能良好者可用管饲滴注含完整蛋白的完全膳食，如匀浆膳、混合奶等。对于家庭需要使用肠内管饲营养的患者，需具备的条件是：原发疾病已经稳定；自然饮食不能满足营养需要，仍需靠完全肠内营养支持或部分肠内营养补充；已经在医院进行肠内营养治疗，有合适且可以保持的管饲途径，对营养配方耐受良好；院外护理人员有条件，并能胜任肠内营养支持，有良好的、可靠的药品及设备供应渠道；有严密的、及时的相关医院的咨询、随访、救治措施等。因此，家庭实施肠内营养支持比医院有更高的条件要求，需要完善和复杂的组织系统来保证。

1. 全肠外营养：根据病情，合理选择

肠外营养是指患者完全依靠静脉途径获得所需的全部营养素，包括氨基酸、脂肪、碳水化合物、维生素、无机盐以及水。肠外营养可使胃肠道在短期内处于功能性静止状态，辅助治疗某些胃肠道疾病。凡长时间（超过 7 天）不能进食或不能经肠内途径摄入每天所需能量、蛋白质或其他营养素者，或由于严重胃肠道功能障碍以及不能耐受肠内营养者，均是肠外营养支持指征。

而对处于心血管功能紊乱或严重代谢紊乱未控制或纠正时，以及临终或不可逆昏迷患者，均不适宜或应慎用肠外营养。肠外营养的输出途径主要有外周静脉和中心静脉。外周静脉输出应用方便，安全性高，并发症少而轻，一般适合于预计不超过 2 周肠外营养支持的患者。中心静脉管进出血流快，流量大，对渗透压耐受性好，输入的液体可很快被稀释，而不对血管壁产生刺激，不易产生静脉渗液和形成静脉血栓。

微创术后的营养

微创，顾名思义就是微小的创口、创伤，是相对传统手术的科技成果，具有切口小、创伤小、恢复快、痛苦少的特点。

微创手术虽然创面较传统手术小，但对于胆囊癌、胆管癌

患者来说，通过腹腔镜将胆囊切除，对脂肪类食物消化能力减弱。因此，术后避免进食油腻食物，如鸡汤、猪蹄、鸽子汤等，以免出现消化吸收不良、腹泻、腹痛等情况。避免食用辛辣刺激性食物，如辣椒、花椒、八角、芥末等，以免加重病情。

术后6小时可让患者进食少量流质饮食，如米汤、藕粉、面汤等。切忌给患者进食甜牛奶、豆奶粉等含糖饮料，以免引起胀气；也可以补充新鲜的蔬菜和富含维生素C的水果，如西蓝花、番茄、猕猴桃、菠菜、南瓜等，有助于伤口愈合。

化疗期

化疗是肿瘤治疗的有效手段之一。据2022年中国临床肿瘤学会胆道恶性肿瘤诊疗指南记载，化疗方案包括吉西他滨单药治疗或联合顺铂、卡培他滨联合奥沙利铂、氟尿嘧啶联合顺铂或奥沙利铂等。化疗药物的使用会造成诸多的不良反应，如腹泻、食欲不振、恶心、营养不良、白细胞减少、贫血等。虽然化疗能控制肿瘤细胞复制、生长，但同时也会损伤正常细胞的功能状态，降低胃肠道吸收营养物质的能力，导致患者身体营养缺失、营养不良等，进而使患者对化疗药物耐受，从而对化疗效果造成影响。

现今，越来越多的专家意识到，科学的饮食调理能够提高机体抗肿瘤的能力，降低化疗的副作用，提升患者对化疗的依从性，从而改善肿瘤患者的身体状况，提高生存质量，延长生存期。可以说，日常饮食的重要程度堪比化疗本身。一项研究发现，恶性肿瘤化疗患者应用饮食干预 3 个月后，研究组血红蛋白、人血清白蛋白、淋巴细胞总数、体重指数均高于对照组，提示饮食护理在增强患者机体免疫功能、改善营养状态、提高生存质量等方面都有较为理想的效果。

那么，化疗期间，患者应该如何安排日常饮食呢？

化疗前：均衡饮食

化疗前 1～2 周，饮食营养要均衡，增强体质，不可过饱过饥，遵循清淡、高营养、无刺激性原则搭配食谱。食物种类多样，以谷物类、杂豆类粗粮为主，补充优质蛋白，如蛋、奶、瘦肉、豆制品，多吃蔬菜、水果，以摄入各种维生素和纤维素。

化疗期间：保脾胃，多饮水

化疗期间患者胃肠功能出现下降，食欲减退，此时应顺应身体的变化，饮食以易消化、易吸收的高碳水化合物食物为主。食欲不佳时可给予一些流质、半流质饮食，如米粥、面条。根据胃口状况，可将瘦肉、鸡蛋白、鱼肉或虾仁等以绞肉机绞碎，加入适量水与米粥混匀，煮成糊状，这样易于消化，还有助于补充蛋白质。蔬菜、水果是蕴含丰富维生素和纤维素的食物，如番茄、胡萝卜、猕猴桃、桃子、李子、杏、大枣等，它们可通过辅食添加，也可通过榨汁饮用。禁食辛辣、刺激性强的食物，避免引起肠胃不适，加重化疗副作用。

化疗期间有一点很重要，就是要多饮水，一天饮水 2 000毫升以上。也可多吃一些富含水分又有利水作用的蔬果，如黄瓜、冬瓜、丝瓜等。多饮水还能够让代谢后的化疗药物尽快排出体外，减少化疗药物对人体正常细胞的损害。

人体在接受肿瘤治疗的过程中消耗较大，如果患者胃口特别差，无法经口饮食，而为了保证患者有良好的体质接受治疗，可通过肠外营养形式，保证获得足够的营养，增强化疗效果。

化疗后：循序渐进

化疗结束后，多数患者体力下降，身体较虚弱，脾胃功能也处于恢复阶段，常伴有恶心、呕吐、食欲不振、便秘、腹胀、腹泻等胃肠道症状。此时饮食不可急于补益，应根据身体情况，循序渐进。初期饮食遵循易消化、易吸收辅以高蛋白原则，如稀饭、面条、馒头、鱼肉、鸡肉、汤羹、土豆、香蕉、酸奶等，少食多餐，适当运动。

待血常规和体质恢复正常，宜改吃平衡饮食，补充优质蛋白质，多食用富含微量元素、维生素的食物，做到高营养与清淡结合，以改善机体营养状况。据报道，菱角有抗癌作用，大枣和番茄富含的维生素 C 和番茄的"番茄红素"都具有抗癌作用。大蒜、洋葱、花椰菜、卷心菜、绿茶、胡萝卜、大豆、海带、紫菜、海藻、牡蛎等可以抑制癌细胞的生长，而且对于防止肿瘤的复发和转移也有益。可多食用这些具有抗癌作用的食物。

不妨试试"轻断食"

近年来，"轻断食"在癌症防治领域的潜在作用越来越受到科学家的关注，这是因为许多研究表明，能量限制能够抑制肿瘤的生长。肥胖和超重是胆管癌的高危因素之一，而且胆管癌患者的甘油三酯普遍高于正常人群。许多研究表明，轻断食能改善血脂水平，改善糖代谢及胰岛素抵抗。

越来越多的研究表明，轻断食可以改变肿瘤细胞的能量代谢，从而抑制肿瘤生长，提高抗肿瘤免疫应答。此外，轻断食可以增强癌症对化疗的敏感性，减少化疗的毒副作用。这可能是因为癌细胞会增加葡萄糖摄取量，而禁食带来的葡萄糖缺乏可能使癌细胞对化疗更敏感并促进癌细胞凋亡。另外，癌细胞不断地分裂增殖，因此对营养物质的需求更高，控制摄入将对肿瘤增殖产生影响。

常见的轻断食方法为"5∶2禁食法"，即在7天中，5天正常饮食，选2天将进食量减少到原来的1/4，主食可选红薯、玉米、燕麦，补充少量优质蛋白如豆类等，再加适量蔬菜水果（男性一天总能量的摄入量为2 512千焦（600千卡）左右，女性为2 093千焦（500千卡）左右，水的摄入没有限制），这2天之间至少间隔2天，比如周一和周四、周二和周五。

临床上何裕民教授常根据患者的病情，建议胆道肿瘤患者在化疗前48小时内减少摄食量，患者在临睡前的3小时内不吃任何食物，同时保持当天最后1餐与第二天的第1餐间隔12小时。根据观察发现，这种举措使得患者在接受化疗期间恶心呕吐的症状明显缓解；而且，患者对于化疗前的焦虑、失眠等情绪问题，也得到不同程度的改善。

放疗是治疗胆囊癌、胆管癌的重要手段之一，它可以利用放射线对肿瘤进行局部治疗。放疗的作用机制是通过精确地照射肿瘤组织，利用放射线的生物学效应，使肿瘤细胞死亡，从而使肿瘤缩小甚至消失。放射线可以破坏肿瘤细胞的 DNA，阻止其分裂和增殖，从而达到治疗肿瘤的目的。

但是放疗的过程也会带来诸多的副作用，如放疗产生内热是一种常见的副作用，通常是由于放疗过程中杀伤肿瘤细胞，导致肿瘤细胞坏死并释放出热量。此外，放疗还可能引起身体的炎症反应，进一步增加体内的温度。虽然放疗能控制肿瘤细胞复制、生长，但同时也会损伤正常细胞的功能状态，降低胃肠道吸收营养物质的能力，导致患者身体营养缺失、营养不良等。

那么，放疗期间，患者应该如何安排日常饮食呢？

减少津伤液亏

放疗常常会损伤人体津液，患者会出现津液不足、口燥咽干、咳嗽少痰、皮肤干燥等副作用。此时，何裕民教授强调宜多喝水，建议每天饮水量在 1 500 毫升以上，以加快药物及代谢产物排泄，减轻对肾的损伤，润滑肠道，并可多食一些滋阴生津的甘凉食物，如白木耳、百合、绿豆、鲜白茅根、鲜芦根、石斛、绿茶等。患者平时可以多吃水分含量高的食物，如苹果、梨、甘蔗、葡萄等，有助于改善不适。如果出现口干、口渴、潮热、盗汗等不适，可以遵医嘱服用知柏地黄丸、大补阴丸等药物。

如果症状较严重，还可以考虑通过针灸、按摩等方式进行治疗，但需由专业医生进行操作。

用于预防放疗组织损伤的常用药膳有：

（1）五白茶：鲜白茅根、鲜芦根各 30 克，银耳 15 克，百合、马蹄各 20 克。白茅根、芦根、百合洗净；银耳洗净，泡发，撕成小朵；马蹄洗净，削皮，切块。将所有材料放入砂锅中，加入适量清水，武火烧开后，转文火煮约 60 分钟关火，取汁代茶饮。本方有清热泻火、生津止渴、除烦、止呕的功效，此外，还有增强免疫力以及防范放疗损伤的作用。

（2）小米山药黑豆薏苡粥：小米 50 克，山药 50 克，黑豆 10 克，薏苡仁 10 克。加水煮粥服用即可。从放疗前 5 天开始服用，每天 2 次；放疗前第 3 天开始，每天 1 次，持续到放疗结束。

（3）银耳百合荸荠羹：银耳 15 克，百合 10 克，荸荠 20 克，莲子 5 克。加水煮成羹即可。从第 1 次放疗开始，每天服用 2 次，持续到放疗结束后 3 天。

组织损伤，需长期修复

胆囊癌、胆管癌放疗后的组织损伤修复是一个复杂的过程，需要多方面的护理和关注。因此建议患者：

1. 合理的饮食对于组织损伤的修复非常重要

建议食用高蛋白、低脂肪、易消化的食物，如鱼、肉、蛋、豆类等，同时多吃新鲜蔬菜和水果，以提供足够的维生素和矿物质。

放疗常导致人体津液损伤，产生内热，此时应绝对禁烟酒，禁煎炸和烧烤类食物，避免食用辛辣、刺激性食物，如狗肉、羊肉、辣椒、八角、茴香、桂皮、龙眼、荔枝等，以免"火上浇油"。

2. 休息和活动

放疗后，患者需要充分休息，避免剧烈活动，以减少对受损组织的进一步损伤。随着身体的恢复，可以逐渐增加活动量，但应避免过度运动。

3. 保持皮肤清洁

放疗后，患者的皮肤可能会出现干燥、瘙痒、红肿等症状。建议保持皮肤清洁，避免抓挠，以预防感染。如果皮肤出现破损或感染，应及时就医。

总的来说，胆囊癌、胆管癌放疗后的组织损伤修复需要综合考虑患者的身体状况、心理状态和饮食习惯，制订个性化的护理计划。同时，患者和家属应积极配合医护人员的治疗和建议，以便尽快康复。

免疫治疗

胆囊癌、胆管癌的免疫治疗通常指的是利用免疫检查点抑制剂进行治疗。免疫检查点抑制剂是一类能激活人体免疫系统的药物，通过抑制肿瘤细胞的免疫逃逸机制，使免疫系统能够更好地攻击肿瘤细胞，从而达到治疗癌症的效果。

目前常用的免疫检查点抑制剂包括 PD－1 单抗、PD-L1

单抗和 CTLA‑4 单抗等。这些药物可以单独使用，也可以与其他治疗方法（如化疗、放疗等）联合使用，以提高治疗效果。

免疫治疗时，身体处在一个调整的过程中，有些患者可能会出现暂时性的免疫力下降或白细胞降低等的问题。为了避免由此而引发的感染或其他并发症发生，建议烹饪食物时要烧熟煮透，不要添加过多的白糖和食盐，少食生蔬菜、凉拌菜以及不卫生的食物；蔬菜的品种尽量多样化，多选择红色、橙色、黄色、绿色等色彩丰富的蔬菜，如西蓝花、番茄、胡萝卜、苋菜等，以增加食欲，获得丰富的维生素和矿物质。

免疫治疗结束后，要注意休息，避免熬夜，严禁烟、酒。在春夏、秋冬季节交替时，人体容易感受外邪，出现感冒以及旧病复发的现象，因此，需根据季节变换及时增减衣物，防寒保暖，避免感冒；在身体体能允许的情况下，适当锻炼，参加集体活动，保持情绪乐观；三餐规律，富有营养，可多点素，但不可无荤，荤素搭配合理，有利于身体恢复。

靶向治疗

治疗期间，哪些食物不能吃

对于服用靶向药的胆囊癌、胆管癌患者，医生常常会建议患者不吃西柚、葡萄柚等水果，因为西柚、葡萄柚含有大量的呋喃香豆素，会抑制人体内一种代谢酶（CYP3A4），影响靶向药代谢，减少药物在肠道的代谢和排泄，增加不良反应的发生率。而且也应避免饮用市售的复合果汁、鲜榨果汁等饮品。

如何吃能够提高靶向治疗效果

是药三分毒，虽然靶向治疗相对于化疗来说，副作用较小，但患者仍然会产生一些副作用，影响治疗效果。故预防和缓解药物副作用，有利于提高治疗效果。

建议选择优质蛋白，以提高机体免疫力，增强对靶向治疗的耐受力。如鱼类、瘦肉、鸡蛋、豆制品等，并根据患者的口味，做成患者喜欢的形式，色香味俱全，改善患者的营养状况，增强治疗效果。

多食蔬果。众所周知，蔬果中的维生素及微量元素含量高，能够减轻药物对身体带来的伤害，使得靶向药能够更好地发挥作用。并且蔬果中丰富的 B 族维生素和维生素 C，能够缓解靶向药物带来的恶心呕吐的症状，保护胃黏膜，使胃黏膜得到修复。

同时，针对靶向药治疗期间通常伴有胃肠道不适症状，需要调理饮食，要多吃一些清淡易消化的食物，避免吃一些油腻或辛辣的食物。

胆囊癌、胆管癌出现转移

早期胆囊癌未转移者

手术是早期胆囊癌、胆管癌未转移患者最适合的治疗方法，围手术期的饮食可以参照上述有关章节。此时的患者在完成治疗后，合理的饮食、良好的心态、规律的生活，大部分患者都能够达到 5 年甚至更久的生存率。故需将饮食重心放在治疗后的康复时期，以提高免疫力，预防复发。

饮食建议

（1）膳食品种多样化，荤素搭配，以满足机体所需的各种营养素。

（2）多食浆果类食物，如草莓、蓝莓、奇异果、无花果等，这些食物中植物化学物含量丰富，具有一定的抗氧化、抗癌等作用。

（3）多吃具有提高免疫力、有抗癌作用的食物，如薏苡仁、菱角、番茄、大蒜、洋葱、花椰菜、卷心菜、绿茶、白萝卜、柑橘、麦胚芽等。

（4）胆囊癌、胆管癌患者的消化吸收功能有不同程度的下降，建议多吃易消化、富含蛋白质的食物，如牛奶、鸡蛋、鱼类、豆制品等。这些食物能补充蛋白质，避免患者出现负氮平衡，还有利于提高患者的抗癌能力。

（5）饮食宜清淡、高维生素、高蛋白、富于营养、易消化，如面片、面条、粥、牛奶、豆浆、藕粉、肉汤等。

（6）少食多餐，每天4～5餐，从流质、半流质到软食，开始时每次约小半碗的量，以后慢慢增加。

肝转移

胆囊癌、胆管癌是一种恶性程度较高的肿瘤，容易发生转移。胆囊癌、胆管癌最易转移的部位之一是肝脏，在胆囊癌、胆管癌转移的过程中，癌细胞可以通过淋巴、血液和直接浸润等方式扩散到周围组织或器官。一旦发生转移，治疗难度将大大增加，预后也相对较差。因此，早期发现和治疗胆囊癌、胆管癌对于预防转移至关重要。

对于胆囊癌肝转移的患者，除了积极治疗外，保持良好的生活习惯，如戒烟戒酒、合理饮食、适当运动等也有助于患者康复。

饮食建议

对于胆囊癌、胆管癌肝转移的患者，饮食建议如下：

（1）增加营养摄入：由于疾病的影响，患者的消化吸收功能可能会下降。因此，建议食用易消化、富含蛋白质的食物，如牛奶、鸡蛋、鱼类、豆制品等。同时，应保证充足的热量摄入。

（2）多吃抗癌食物：患者应多吃具有抗胆囊癌、胆管癌作用的食物，如薏苡仁、荞麦、豆腐、猴头菇等。此外，油菜、香椿、绿豆、苦瓜、百合、芋头、葱白等也具有抗感染和抗癌作用，可以适量多吃。

（3）保持大便通畅：如无花果、芝麻、金针菜、胡桃、海参等食物具有利胆通便的作用，建议适量多吃。

（4）避免食用致癌食物：如咸鱼、熏肉、咸菜、泡菜、臭豆腐等。

（5）补充各种维生素：患者应多食用富含各种维生素的食物，如莴苣、萝卜、番茄、白菜、南瓜、豌豆、豆芽等蔬菜，以及海藻、海带、海蜇等海产品。

肺转移

胆囊癌、胆管癌属于恶性肿瘤，具有很强的扩散和转移能力。随着病情的发展，晚期胆囊癌、胆管癌容易发生淋巴转移和远处转移，比较常见的远处转移为肺脏。

饮食建议

对于胆囊癌、胆管癌肺转移的患者，饮食建议如下：

（1）避免寒性食物的摄入：胆囊癌、胆管癌转移到肺部后，患者可能会出现咳嗽等症状。寒冷的食物容易刺激支气管，加重咳嗽等的表现。因此，如冰棒、冰冻汽水、冰果汁、冰淇淋等，以及刚从冰箱里拿出来的饭菜等，都应忌食。

（2）戒辛辣、热性食物：花椒、胡椒、芥末等辛辣、热性食物，易助火，引发体内炎症，加重咳嗽。

（3）减少甜食摄入：过多食用甜食类易助湿生痰，因此，应尽量少食含糖量高的食物，如各种糕点、饼干、蜜饯等。

（4）提高机体免疫力：对于尚能进食的患者，可多食富含抗肿瘤、提高免疫力的食物，如香菇、蘑菇、洋葱、海带、紫菜、葡萄、蓝莓等。

（5）增加优质蛋白摄入：增加富含优质蛋白质的食物摄入，如豆浆、鸡蛋、瘦肉、鱼肉等。

（6）增加富含叶酸的食物：适当增加富含叶酸的食物，如木耳、松蘑、苔菜等，可防止因治疗癌症所导致的贫血问题进一步恶化。

十二指肠转移

胆囊癌、胆管癌侵犯胆管，肿瘤细胞会顺着胆汁的流动进入十二指肠，引起十二指肠肿瘤的附壁和生长。因此，患者需要注意饮食，以帮助控制病情和促进康复。

饮食建议

对于胆囊癌、胆管癌十二指肠转移的患者，饮食建议如下：

（1）低脂饮食：胆囊癌、胆管癌转移到十二指肠后，患者需要限制脂肪的摄入量，尤其是饱和脂肪。过多的脂肪摄入可能会加重肠道负担，导致消化不良和腹泻等症状。建议选择低脂、高蛋白的食物，如瘦肉、鱼类、禽类、低脂奶制品等。

（2）高纤维饮食：增加膳食纤维的摄入有助于促进肠道蠕动，缓解便秘症状。建议多吃水果、蔬菜和全谷类食物，这些食物富含膳食纤维，有助于改善肠道功能。

（3）易消化食物：胆囊癌、胆管癌转移到十二指肠后，患者的消化功能可能会受到影响。建议选择易消化的食物，如稀粥、蒸蛋、豆腐等。这些食物易于消化，不会对肠道造成过多的负担。

（4）适量摄入蛋白质：蛋白质是身体重要的营养素，但对于胆囊癌、胆管癌转移到十二指肠的患者来说，过多的蛋白质摄入可能会加重肠道负担。因此，建议适量摄入蛋白质，如选择低脂奶制品、鱼类、禽类等食物。

（5）避免刺激性食物：辛辣、油腻、坚硬等刺激性食物可能会加重肠道负担，导致腹泻、腹痛等症状。因此，胆囊癌、胆管癌转移到十二指肠的患者应避免食用这些刺激性食物。

（6）保持充足的水分摄入：保持充足的水分摄入有助于维持身体正常代谢和预防便秘。建议每天饮用足够的水和其他无糖、低热量的饮料。

（7）其他：对于进食困难、营养不佳的患者，我们推荐家庭自制流质膳食，这对于补充营养、改善恶病质有一定的帮助。如可用鸡肉、瘦肉、鱼类、虾和蔬菜等，先洗净、去骨、去皮、去刺，然后切成小块煮熟。馒头除去外皮，鸡蛋煮熟去壳切成块，莲子煮烂，大枣煮熟后去皮去核，将所需食物经过加工、煮熟后混合，加适量水一起捣碎搅匀，待全部呈无颗粒糊状后再加少量食盐、植物油，边煮边搅拌，待煮沸 3～5 分钟后即可食用。

七 患者饮食误区解析

患癌后，很多患者和家属往往手足无措，病急乱投医、病急乱投食。由于缺乏科学的饮食指导，很多患者在饮食上往往听信坊间传言，由此而引发的悲剧不在少数！因此，接受科学的饮食指导，是广大患者的当务之急！

不吃早餐，小心胆囊癌

一年之计，在于春。一日之计，在于晨。现在大多数人因为熬夜晚起而忽略了吃早餐。

胆囊是储存胆汁的器官，不吃早餐会导致胆汁淤积，形成胆固醇结晶，进而形成胆结石，也会诱发胆囊炎等疾病。很多胆囊癌患者都有胆结石、胆囊炎病史，通常认为胆囊癌合并胆结石的概率为 $75\%\sim90\%$，对胆囊癌的队列分析和病例对照研究的分析表明，胆结石是导致胆囊癌最大的危险因素。

李先生是何裕民教授的患者，从学生时期就一直不吃早餐，从来不在意这方面。后来工作后体检整体都还可以，就是胆囊有小结石。平时的生活作息就是应酬、吸烟、喝酒、不吃早餐、熬夜等，生活方式不健康。2018年常规体检查出胆囊B超疑似占位，后于中山医院查上腹部核磁共振确诊。2018年6月，全麻下腹腔镜下胆囊癌根治术，病理显示胆囊底部隆起型腺癌中分化，伴黏液分泌，大小为1.8厘米×1.8厘米×1.4厘米，侵及全层近胆囊床肝组织表面，未见脉管及神经侵犯。送检胆管切缘未见癌累及，淋巴结未见癌转移（0/6）。术后半个月开始中西医配合治疗，首诊症见：右胁肋刺痛，口苦口干，胃纳差，睡眠一般，大便干结，小便可，脉弦细，舌红绛，苔黄腻。肿瘤指标CA19-9：54单位/毫升。中药与外敷药（避开手术切口）配合治疗，生活饮食作息要求改变，定期复查、复诊，随访5年，复查一般状况可。

当然，需要指出的是并非所有患胆囊结石等病变的人最后都会发展为胆囊癌，只是说患胆囊癌的风险增加。但好好吃早饭，防止发生胆囊疾病，防患于未然，不是更好吗？

有时不妨饿一点

现代营养学发现，某些营养物质摄入过多，会影响人体健康。其实，"膏粱厚味，足生大疗。"古人早就强调：肥甘厚味食物摄入过多，易生疗疮肿疡等多种疾患。

动物性蛋白、脂肪摄入过多，容易引起体内胰岛素的升高，临床研究显示高胰岛素血症和多种癌症有关联，容易形成引发癌症生成和发展的内环境，从而导致包括胆囊癌在内的所有癌症风险骤增。若长期多食高热量的肉食、甜品等，也易引发体内的慢性炎症，甚至是低水平的慢性炎症，都会引发包括胆囊癌在内的恶性癌症。

胆囊肿瘤、肝癌和胰腺癌等肿瘤，很容易诱发胆道感染，出现右上腹剧烈绞痛，持续性伴阵发性加剧，并可向右肩背部放射，油腻饮食常为胆道感染诱发因素。

笔者曾在厦门遇到一位胆囊癌患者。该患者在厦门女儿家休养。患者是山东人，得了胆囊癌后，专门到了北京某知名大医院手术，据患者所说，给她主刀的医生是海归。治疗结束后，患者问医生："我是外地人，我回家后，哪些食物能吃，哪些不能吃啊？"像所有的癌症患者一样，患者治疗后对怎么吃很关心。医生的回答让人吃惊："身体恢复后除了油腻的什么都可以吃，饮食上放开点没事。"患者像得了圣旨一样，很高兴，回去后就开始大补起来，野甲鱼、蛋白粉、鸡……患者告诉笔者："大医院的，而且是留洋回来的医生，当然让人相信了，说得还能有错？"谁知回去后不到1年，患者就感觉肝区疼痛、厌食油腻、小便黄赤，到原来就诊的那所医院重新检查，还是找的原先给她治疗的那位医生，该医生自己也没想到，患者这么快就出现了癌转移。

临床经常看到很多患者及家属，唯恐患者营养不良，刚做完手术或放化疗期间，就一味地给患者吃鸽子汤和甲鱼汤等。殊不知，滋补油腻食物往往含丰富的脂肪和胆固醇，脂肪和胆固醇刺激胆囊分泌而促进胆囊收缩，容易导致疼痛以及使胃酸分泌过多而影响胃肠道功能。高胆固醇摄入又会增加胆固醇结石的发生。胆管、胰腺、肝脏等部位出现病变的患者补益多了，还会诱发寒战、高热，再拼命乱补，胃肠负担过重，对病情极为不利。

因此，根据经验，何裕民教授强调：对于这类患者，不妨让患者饿一两天，饿一两天后胃肠道、肝脏压力减轻了，也许相关症状可以缓解。这个饿一饿不是让你完全不吃，而是可以选择清淡饮食或轻断食，让我们的消化道休息一段时间。

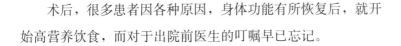

胆囊术后别馋嘴

术后，很多患者因各种原因，身体功能有所恢复后，就开始高营养饮食，而对于出院前医生的叮嘱早已忘记。

何裕民教授有个安徽的患者，肝门部胆管腺癌、慢性胆囊炎以及泥沙样结石，2019年来何裕民教授处就诊，当时术后1个月，中药内服加外敷，定期复查，持续中药治疗，肝功能、血常规、肿瘤指标正常，恢复很好。2022年3月，癌胚抗原升高，11.03纳克/毫升，上腹部增强CT无异常。问其最近生活以及饮食状态，因为过年，饮食上以及生活上有所改变，进食油腻食物和饮酒，加上熬夜。故中药重新调整，2个月后查肿瘤指标及肝功能，5月份时家属把肿瘤指标发过来，癌胚抗原正常，4.53纳克/毫升。嘱咐患者控制住嘴，定期复查，不可大意。

《景岳全书·理集》中："百凡治病，胃气实者，攻之则去，而疾恒易愈。胃气虚者，攻之不去，盖以本虚，攻之则胃气益弱，反不能行其药力，而病所以自如也。"胃以喜为补，以患者喜食之物、身体所需之物以及易于人体消化吸收之物为主，切不可过量。

胆囊癌患者常常由于胆汁的排泄不畅而影响食物的消化与吸收，患者常表现为纳差、食少、腹胀、大便不调等症状。所以，胆囊手术后的患者首先就是少量多餐，少量进食可减少消化系统负担，多餐能刺激胆道分泌胆汁，保持胆道畅通，有利于胆道内炎性物质引流，促使疾病减缓和好转。消化不良的症状会持续半年左右，随着时间的推移，胆总管逐渐扩张，会部分替代胆囊的作用，消化不良的症状就会慢慢缓解。

恢复正常饮食后，也宜保持低脂肪、低胆固醇、高蛋白质的膳食结构，忌食脑、肝、肾及油炸食物，更应忌食肥肉、忌饮酒，以免影响肝脏功能或造成胆管阻塞。可增加富含蛋白质的食物，如瘦肉、水产品、豆制品等，以满足人体新陈代谢的需要。多吃富含膳食纤维、维生素的食物，如新鲜水果、蔬菜等。

辛辣食物（辣椒、胡椒、咖喱）可以吃吗

辣椒、胡椒和咖喱等是人们日常饮食中常见的调味品，几乎每天都要食用，但人们往往在研究和关注蔬菜、水果、豆类等食物保健作用时，却忽略了辣椒、胡椒和咖喱等这些调味料的保健和药用价值。其实，这些调味料不仅丰富了人们的饮食

生活，而且还有很好的保健作用。

临床中，常有癌症患者或家属问笔者：辣椒、胡椒和咖喱都是刺激性食物，能吃吗？

《本草纲目拾遗》言："辣茄性热而散，亦能祛水湿。有小童暑月食冷水，卧阴地，至秋疟发，百药罔效，延至初冬，偶食辣酱，颇适口，每食需此，又用以煎粥食，未几，疟自愈。良由胸膈积水，变为冷痰，得辛以散之，故如汤沃雪耳。"辣椒有温中散寒、开胃消食作用。辣椒中含有辣椒素和丰富的维生素，有保护心血管、抗炎、抗结石、镇痛等作用。但大量食用以及暴饮暴食会刺激肠胃，引起胆囊收缩，如果有反流性胃食管炎、消化性溃疡、胆结石、胆道感染等不可食用。

胡椒始见载于唐代《酉阳杂俎》《唐本草》诸书，传为唐僧西域取经携回，胡椒有温中下气、消痰解毒的功效。胡椒中含有的胡椒碱具有抗惊厥、抗肿瘤的作用。大量食用胡椒会刺激胃酸分泌增加，同时可以引起胆汁分泌增加，如果有胆囊炎、胆囊结石、胆总管结石、胆管炎时，可以引起胆汁排出不畅，导致胆汁反流时胆囊过度收缩，引起胆囊疼痛。所以每次不能多用，以 0.3～1 克为宜，阴虚火旺者忌服。

咖喱是多种香料的结晶，美国芝加哥洛约拉大学医学中心的研究人员发现，咖喱中含有一种姜黄素的化学物质，可以阻止癌细胞增殖，对预防癌症，特别是白血病效果明显。另外，姜黄素还可以消除吸烟和加工食品对身体产生的危害。美国亚利桑那大学医学院的研究人员指出，在临床治疗中已将姜黄素应用于 1 000 多例癌症患者，这些患者多为手术、放化疗等传统治疗效果不佳，或传统治疗后肿瘤复发、转移的患者，包括胰腺癌、肠癌、肺癌、乳腺癌、肝癌等。采用姜黄素与营养饮食支持、心理干预、家庭支持系统建设等结合的方式治疗，患者病情可以逆转。

实际上，辛辣食物对胆囊癌的影响主要取决于辛辣食物中的化学成分。有研究表明，辣椒、胡椒果实中的某些化学成分，可能具有抑制癌症发生和发展的作用，从而降低患胆囊癌的风险。此外，辣椒、胡椒中含有大量的抗氧化剂，有助于抵御自由基对人体的破坏，预防多种癌症的发生。然而，辛辣食物中的其他化学成分也可能会增加患胆囊癌的风险。

因此，虽然吃辛辣食物可能具有某种预防作用，但过量食用辛辣食物仍有可能会增加患胆囊癌的风险，对于辛辣食物要适可而止。

管住嘴，谨防消化道梗阻

胆囊癌患者不良的饮食习惯会引起胆汁分泌异常，导致胆总管梗阻。比如平时特别爱吃高油、高脂、高胆固醇的食物，但缺乏运动，导致大量脂质在身体中堆积，胆汁分泌过多就会出现胆管梗阻。还有些人不吃早餐，胆汁分泌后没有食物可消化，就会让胆汁浓缩，也可能会出现胆汁浓度升高，诱发胆总管梗阻。

临床上有些患者原先恢复得很好，肿瘤控制得也很好，各项指标正常，却因为饮食上的不注意而导致了胆管梗阻。

新疆的黄女士就是因为饮食不当出现了胆管梗阻，胆囊癌化疗期间，家属认为黄女士需要补充营养来应对化疗，在饮食上补得过多，如海参、鸽子汤、鳖甲等，诱发了胆管炎，引起低位胆道梗阻，总胆红素为153.7微摩尔/升，出现了黄疸症状，胃口也明显下降。

还有一位胆囊癌患者回到乡下父母家，母亲看到她回来了，给她做了红烧肉、鸡汤，菜肴有些许油腻，她贪嘴多吃了一点，当天晚上即呕吐、腹痛，立马去医院挂了急诊，CT检查诊断：符合粘连性小肠梗阻（不完全性）。

因此，管住嘴比什么都重要，别贪食，适度营养，别让之前的努力功亏一篑。

胆囊息肉会转变为胆囊癌吗

目前随着人们健康意识的不断提高，参加体检的人群越来越多。很多人在体检时查出来有胆囊息肉，担心会癌变，很焦虑。

胆囊息肉主要是指胆囊壁向囊腔内部突出或隆起的病变，大多数是良性病变。

其中胆固醇息肉最为常见，约占60％，它是胆汁中胆固醇过饱和而析出的胆固醇结晶，常为多发，直径一般小于10毫米，黏附在胆囊黏膜表层，柔软，蒂细小，较容易与黏膜分离。大量的临床病理资料证明胆固醇性息肉的实质细胞丧失增殖能力，其癌变概率为零。

炎症性息肉表现为胆囊黏膜向腔内隆起或结节形成，与长期慢性炎症刺激相关，单个或者多发，体积小，直径一般小于5毫米，蒂粗或不明显，颜色稍红或与邻近黏膜相似。目前该病尚无癌变报道。

胆囊腺肌症、腺肌瘤是一组胆囊上皮及平滑肌的慢性增生性疾病，表现为胆囊壁发生肥厚性改变的病变，多呈良性经过，其是否恶性变仍存在争议，癌变率较低。

腺瘤性息肉是胆囊常见的良性肿瘤，又称胆囊腺瘤，占胆囊息肉的 2.3%～4.1%。临床观察发现，本病好发于中老年女性，且临床表现不典型。腺瘤性息肉常单发，胆囊体底部为好发部位，蒂短而粗，基底部宽，表面光滑或呈分叶状。现国内外学者均认为胆囊腺瘤及腺瘤样病变为胆囊癌前病变，其恶变率为 20%～38.9%，但从腺瘤到恶性变所需的时间还未明确。

息肉型胆囊腺癌即息肉本身已经癌变，所占的比例极小，为 0%～0.7%。

因此，大部分的胆囊息肉不会癌变，不必恐慌。

保护好肝、胰腺，更有利于胆道疾病康复

肝脏是人体内脏里最大的器官，位于人体右侧横膈膜之下，胆囊之前端且位于右边肾脏的前方，胃的上方。肝脏是人体消化系统中最大的消化腺，肝脏是尿素合成的主要器官，又是新陈代谢的重要器官。胰腺分为外分泌腺和内分泌腺两部分，内分泌腺由胰岛所组成，主要分泌胰岛素、胰高血糖素等激素，主要负责调节血糖。外分泌腺由腺泡和腺管组成，腺泡

分泌胰液，腺管是胰液排出的通道。胰液中含有碳酸氢钠、胰蛋白酶原、脂肪酶、淀粉酶等。胰液通过胰腺管排入十二指肠，有消化蛋白质、脂肪和糖的作用。

胆囊的功能是储存胆汁，当饮食通过胃到达十二指肠时，胆囊会收缩并释放胆汁到十二指肠，帮助消化脂肪类食物。胆囊除了储存胆汁外，还可以调节肝脏的血液循环量，调节血液中的胆固醇水平和由肝脏分泌的胆汁。胆囊是一个弹性器官，可以缓冲肠道内的压力，并保持压力，让胆汁只能朝一个方向流动，不会流向肝脏和胰脏。如果胆囊失去功能，肠道内的压力就会消失，胆汁较容易流向胰脏，导致胰脏自行消化，从而引发胆源性胰腺炎。

因此，肝脏、胰腺和胆囊之间有着十分密切的联系，互相依赖，共同调节肝脏的血液循环，发挥着重要的作用。胰管、胆总管、十二指肠汇合，一旦哪一个脏器出现问题，就容易导致胆汁、胰液相互逆流，从而引发肝、胆、胰腺等系列相关疾病。

可以吃蛋白粉吗

胆囊癌患者患病后往往出现体重下降的现象，家属很着急，想着给患者补点营养。门诊中经常有患者及家属问：可以吃点蛋白粉吗？

笔者曾经和一位康复五年的胆囊癌患者聊起日常饮食问题，他问笔者："你们如何看待肿瘤患者在治疗和恢复期补充蛋白质和能量？支持还是反对？"笔者思考后回答："肯定支持的，只要是有利于机体恢复，我们都是赞同的。但并不能过多补充，还是建议适量即可。"

何裕民教授早年从事肿瘤治疗时，就发现蛋白粉对肿瘤患者弊大于利。其实，我们最早在肝癌患者中就注意到这类现象，肝癌患者大多伴有低蛋白血症，常要补充白蛋白之类的蛋白质。有条件的家庭常每隔 1 天打 1 针，我们在观察中发现，频繁补充白蛋白时期，很多肝癌患者肝内的肿块就猛长，也有的肝癌患者食用蛋白粉后出现同样的后果。

类似的情况太多太多了，蛋白粉摄入过多，在增强代谢、改善营养的同时，也为癌细胞的快速繁殖源源不断地输送了营养。

因此，别盲目补充蛋白粉，建议从每天膳食中获得所需的蛋白质和其他营养素，更适合机体，也更安全。

可以吃糖吗

中国的饮食习惯里少不了糖这个元素，《本草经集注》中："方家用饴糖，乃云胶饴，皆是湿糖如厚蜜者，建中汤中多用之。"对于饴糖来说，有补脾益气、缓急止痛、润肺止咳之效。由此来说，糖跟我们的生活息息相关。

但糖绝不是多多益善，2007 世界癌症研究基金会和美国癌症研究所发布的《食物、营养、身体活动与癌症预防》的第 2 版报告强调：要避免含糖饮料，限制摄入高能量密度的食物［高能量密度食物是指能量超过 942～1 151 千焦/100 克（225～275 千卡/100 克）的食物；通俗说法，就是含糖量高的食物]。

虽说目前没有直接证据表明吃糖会增加患癌的风险。1923年，德国诺贝尔奖获得者 Otto Warburg 就观察到，与正常细胞相比，癌细胞几乎是"嗜糖如命"。这种现象也成为正常细胞通过异常代谢转变为癌细胞的第一个标志，被称为"瓦尔堡（Warburg）效应"。日本的研究发现，平时好吃高糖类食物的人，由于自身免疫功能减退，患癌症的可能性比普通人高 4～5 倍。

因此，对于胆囊癌患者来说可以吃糖，但是所吃的量应当把握好，每天的添加糖摄入量尽可能控制在 25 克以下，少吃蛋糕、甜品、饼干等甜食。

患者主观整体评估（PG-SGA）

表 1　患者主观整体评估（PG-SGA）

第一部分　患者自评部分
1　体重（工作表1）
我现在的体重是＿＿＿＿千克
我的身高是＿＿＿＿米
1个月前我的体重是＿＿＿＿千克
6个月前我的体重是＿＿＿＿千克
在过去的2周内，我的体重：
下降（1）　无改变（0）　增加（0）
本项计分：
2　膳食摄入（饭量）
与我的正常饮食相比，上个月的饭量：
无改变（0）　　　大于平常（0）　　　小于平常（1）
我现在进食：
普食但少于正常饭量（1）
固体食物很少（2）
流质食物（3）
仅食营养添加剂（4）
各种食物都很少（5）
本项计分：

	第一部分　患者自评部分
3	症状 最近 2 周我存在以下问题影响我的饭量： 没有饮食问题（0） 无食欲，不想吃饭（3） 恶心（1）　　　　　　　呕吐（3） 便秘（1）　　　　　　　腹泻（3） 口腔疼痛（2）　　　　　口腔干燥（1） 味觉异常或无（1）　　　食物气味不好（1） 吞咽障碍（2）　　　　　一会儿就饱了（1） 疼痛（部位）（3）_____ 其他（如情绪低落、经济问题或牙齿问题）（1） 本项计分：
4	身体和活动功能 上个月我的总体活动情况是： 正常，无限制（0） 与平常相比稍差，但尚能正常活动（1） 多数事情不能胜任，但卧床或坐着的时间不超过 12 小时（2） 活动很少，一天多数时间卧床或坐着（3） 卧床不起，很少下床（3） 本项计分：
	第二部分　医务人员评估部分
5	疾病和年龄（工作表 2） 所有相关诊断（详细说明）：_____ 原发疾病分期：Ⅰ　Ⅱ　Ⅲ　Ⅳ　其他 年龄：_____ 本项计分：
6	代谢应激状态（工作表 3） 无应激　轻度应激　中度应激　高度应激 本项计分：
7	体格检查（工作表 4） 本项计分：

工作表 1　体重丢失的评分

1 个月内体重丢失	分数	6 个月内体重丢失
10％或更大	4	20％或更大
5％～9.9％	3	10％～19.9％
3％～4.9％	2	6％～9.9％
2％～2.9％	1	2％～5.9％
0％～1.9％	0	0％～1.9％

工作表 2　疾病和年龄的评分标准

分类	分数
癌症	1
艾滋病	1
肺性或心脏恶病质	1
压疮、开放性伤口或瘘	1
创伤	1
年龄大于 65 岁	1

工作表 3　代谢应激状态的评分

应激状态	无（0）	轻度（1）	中度（2）	高度（3）
发热	无	37.2～38.3 ℃	38.4～38.8 ℃	＞38.8 ℃
发热持续时间	无	＜72 小时	72 小时	＞72 小时
糖皮质激素用量（泼尼松/天）	无	＜10 毫克	10～30 毫克	＞30 毫克

工作表 4　体格检查

项目	无消耗：0	轻度消耗：＋	中度消耗：＋＋	重度消耗：＋＋＋
脂肪				
眼窝脂肪垫	0	＋	＋＋	＋＋＋
三头肌皮褶厚度	0	＋	＋＋	＋＋＋
肋下脂肪	0	＋	＋＋	＋＋＋

项目	无消耗：0	轻度消耗：+	中度消耗：++	重度消耗：+++
肌肉				
颞肌	0	+	++	+++
肩背部	0	+	++	+++
胸腹部	0	+	++	+++
四肢	0	+	++	+++
体液				
踝部水肿	0	+	++	+++
骶部水肿	0	+	++	+++
腹水	0	+	++	+++
总体消耗的主观评估	0	1	2	3

说明：分别描述脂肪、肌肉及液体 3 个部分的人体组成。脂肪、肌肉及体液 3 个部分只需要选择任何一项变化最显著的部分进行测量，取最高分值计算，同项之间不累加评分。

附表 1　PG-SGA 整体评估分级

项目	A 级 营养良好	B 级 轻度-中度营养不良	C 级 重度营养不良
体重	无丢失或近期增加。	1 个月内体重丢失 5%（或 6 个月内体重丢失 10%）或体重不稳定或不增加（如持续丢失）。	1 个月内体重丢失＞5%（或 6 个月内体重丢失＞10%）或体重不稳定或不增加（如持续丢失）。
营养摄入	无不足或近期明显改善。	确切的摄入减少。	严重摄入不足。
营养相关的症状	无或近期明显改善，摄入充分。	存在营养相关的症状。	存在营养相关的症状。
功能	无不足或近期明显改善。	中度功能减退或近期功能恶化。	严重功能减退或近期明显加重。
体格检查	无消耗或慢性消耗，但近期有临床改善。	轻度到中度皮下脂肪和（或）肌肉组织丢失和（或）肌肉张力下降。	明显营养不良体征（如严重的皮下组织消耗、水肿）。

附表 2　PG-SGA 总体评价结果

定性评价：营养良好（SGA-A）、轻度-中度营养不良（SGA-B）、重度营养不良（SGA-C）。

定量评价：四项总分相加 = A + B + C + D。

0～1分：此时不需要干预措施，治疗期间保持常规随诊及评价。

2～3分：由营养师、护士或临床医师对患者及家属进行教育指导，并针对症状和实验室检查进行恰当的药物干预。

4～9分：由营养师进行干预，并可根据症状的严重程度，与医师和护士联合进行营养干预。

＞9分：迫切需要改善症状的治疗措施和恰当的营养支持。

饮食防癌抗癌宜忌速查表

图例： ▲ 可能有防治作用　★ 已明确有防治作用　● 明确增加风险　■ 可能增加风险

类别	口腔癌	鼻咽癌	食管癌	肺癌（吸烟者）	肺癌（非吸烟者）	胃癌	胰腺癌	胆囊癌	肝癌	肠癌	乳腺癌（绝经前）	乳腺癌（绝经后）	卵巢癌	子宫内膜癌	宫颈癌	前列腺癌	胃癌	膀胱癌	皮肤癌
薯类	▲		▲	▲	▲	▲	▲		▲	▲	▲	▲				▲			▲
含膳食纤维食物			▲	▲	▲	▲	▲		▲	★	▲	▲	▲						
全谷物食物				▲		▲	▲			★									
绿色蔬菜	▲		▲	▲	▲	▲	▲		▲	▲	▲	▲				▲	▲		▲
十字花科蔬菜			▲	▲	▲		▲		▲	▲							▲		
非淀粉类蔬菜	▲		▲	▲		▲	▲			▲									▲
大蒜		▲	★	▲	▲	★	▲			★	▲	▲	▲			▲		▲	▲
水果			▲	▲	▲														
柑橘类水果			▲	▲	▲	▲			▲	▲						▲			
豆类			▲	▲	▲	▲			▲	▲		▲				▲			
坚果				●															
菌菇类											▲								
β-胡萝卜素补充剂			★	●												★			
胡萝卜素/类胡萝卜素食物		▲		▲	▲	▲	▲		▲	▲				▲		▲	▲		▲
含番茄红素食物						▲				▲						▲			
含维生素C食物			▲	▲	▲	▲					▲	▲							
含硒食物										▲	▲	▲				▲			
黄曲霉毒素	■	■	■	■	■	■		■	■	●				■	■	■	■	■	
辣椒	●	●	●	●	●	●	●			●									●
红肉	■	■	■	■	■	■	■		■	●		■		■	■	■	■	■	
加工肉制品	■	■	■	■	■	■	■		■	●		■		■	■	■	■	■	
鱼			▲	▲	▲	▲	▲		▲	▲		▲			▲	▲			
广式腌鱼		●																	
熏制食品	■	■	■	■	■	■	■		■	■							■	■	
烧烤食物	■	■	■			■	■			■							■		
牛奶			▲	▲	▲		▲		▲	▲	▲	▲			▲	▲			▲
乳制品			▲			▲	▲			★	▲	★		★	▲	■			
盐和腌制品	●			●	●	●	●		■	■							●		●
甜食	■	■	■	■	■	■	■		■	■				■		■	■	■	
快餐	■	■	■	■	■	■	■		■	■		■		■	■	■	■	■	
含砷饮用水																			●
绿茶	▲		▲	▲	▲	▲	▲		▲	▲	▲	▲	▲			▲	▲	▲	▲
高温饮料	●	●	●																
含糖饮料			▲	▲	▲	■				■	▲				▲				
维生素E			▲	▲	▲					▲		★		★	▲	▲			▲
体育锻炼	●	●	▲	●	●	●	▲		▲	★	★	★	●	●		▲	●		▲
吸烟	●	●	●			●	●		●	●	●	●	●	●	●			●	
酒类	●	●	●	●	●	●	●		●	●		●							
久坐	●		●	●	●		●			●		●	●	●	●				
肥胖	●		●	●	●	●	●	●	●	●	●	●	●	●	●	●	●		▲
腹部肥胖										●		★		■					
哺乳	▲								★	★	★	★	▲	★					
咖啡						●										■			▲
含钙食物										★									

注：该表由何裕民教授领衔的中医学和营养学派专家团队，在40多年饮食抗癌研究的基础上，结合新版《饮食、营养、体育活动和癌症：全球视角》指南研制而成。